白云閣藏本

傷寒雜病論

東漢·張仲景 著

楊建宇 吴厚新 李楊 主編

U0148101

中原出版傳媒集團
中原農民出版社
CENTRAL CHINA FARMER'S PUBLISHING HOUSE
·鄭州·

圖書在版編目（CIP）數據

白雲閣藏本《傷寒雜病論》/（東漢）張仲景著；楊建宇，吴厚新，李楊主編.—鄭州：中原出版傳媒集團，中原農民出版社，2013.10（2024.5重印）
ISBN 978-7-5542-0584-6

Ⅰ.①白… Ⅱ.①張… ②楊… ③吴… ④李… Ⅲ.①《傷寒雜病論》 Ⅳ.①R222.1

中國版本圖書館CIP數據核字（2013）第231141號

白雲閣藏本《傷寒雜病論》
BAIYUNGE CANGBEN SHANGHANZABINGLUN

出版：中原出版传媒集团　中原农民出版社
地址：河南省郑州市经五路66号　郵編：450002
網址：http://www.zynm.com　電話：0371-65751257
發行單位：全国新华书店
承印單位：河南新华印刷集团有限公司

投稿郵箱：zynmpress@sina.com
醫衛博客：http://blog.sina.com.cn/zynmcbs
策劃編輯電話：0371-65788653　郵購熱綫：0371-65724566

開本：850mm×1168mm　1/16
印張：16.25　字數：155千字
版次：2013年10月第1版　印次：2024年5月第8次印刷

書號：ISBN 978-7-5542-0584-6　定價：60.00元

《傷寒雜病論》編委會

名譽主编　孫光榮　米烈漢　李建豫

總　　编　楊建宇　吴厚新　李　楊

主　　编　宋虎杰　何本鴻　王曉婷

執行主编　謝新才　周　煒　姜　敏　魏勇軍

副 主 编　牛豫潔　肖映昱　王作順　張　煒　陳玉華　于連雲　師建平　馬文輝
　　　　　魏素麗　楊劍峰　郭會軍　徐江雁

编　　委　高少才　郭世岳　石應軒　黄　偉　朱文元　王育勤　崔書克　曹柏龍
　　　　　周鴻飛　董　堅　殷玉杰　劉　東　劉春生　岳仁宋　許　滔　洪恩四
　　　　　宋紅旗　杜秀娟　迪亞拉（非洲·馬裏共和國）

秘　　書　陸錦鋭　李志明　曹運濤

主编單位　國家中醫藥管理局·全國名老中醫藥專家孫光榮傳承工作室
　　　　　中國中醫藥現代遠程教育雜志社
　　　　　中華中醫藥京畿豫醫楊建宇工作室　北京市和平里醫院名老中醫工作室

民國己卯夏

傷寒雜病論

張鈁敬題

民國二十八年
張鈁捐刊板存
南陽醫聖祠

傷寒雜病論 目録

傷寒雜病論集

論曰：余每覽越人入虢之診，望齊侯之色，未嘗不慨然歎其才秀也。怪當今居世之士，曾不留神醫藥，精究方術，上以療君親之疾，下以救貧賤之危，中以保身長全，以養其生，但競逐榮勢，企踵權豪，孜孜汲汲，惟名利是務，崇飾其末，忽棄其本，華其外而悴其内。皮之不存，毛將安附焉？卒然遭邪風之氣，嬰非常之疾，患及禍至，而方震慄，降志屈節，欽望巫祝，告窮歸天，束手受敗，賫百年之壽命，持至貴之重器，委付凡醫，恣其所措。咄嗟嗚呼！厥身已斃，神明消滅，變為異物，幽潛重泉，徒為啼泣。痛夫！舉世昏迷，莫能覺悟，不惜其命，若是輕生，彼何榮勢之足云哉！而進不能愛人知人，退不能愛身知己，遇災值禍，身居危地，蒙蒙昧昧，惷若遊魂。哀乎！趨勢之士，馳競浮華，不固根本，忘軀徇物，危若冰谷，至於是也！

余宗族素多，向餘二百。建安紀元以來，猶未十稔，其死亡者，三分有二，傷寒十居其七。感往昔之淪喪，傷橫夭之莫救。乃勤求古訓，博采衆方，撰用《素問》、《九卷》、《八十一難》、《陰陽大論》、《胎臚藥録》，並平脈辨證，為《傷寒雜病論》合十六卷，雖未能盡愈諸病，庶可以見病知源，若能尋余所集，思過半矣。

夫天布五行，以運萬類；人禀五常，以有五藏。經絡府俞，陰陽會通，玄冥幽微，變化難極，自非才高識妙，豈能探其理致哉！上古有神農、黄帝、岐伯、伯高、雷公、少俞、少師、仲文，中世有長桑、扁鵲，漢有公乘陽慶及倉公，下此以往，未之聞也。觀今之醫，不念思求經旨，以演其所知，各承家技，終始順舊。省疾問病，務在口給；相對須臾，便處湯藥；按寸不及尺，握手不及足，人迎趺陽，三部不參；動數發息，不滿五十；短期未知決診，九候曾無髣髴，明堂闕庭，盡不見察，所謂窺管而已。夫欲視死別生，實為難矣！

孔子曰：生而知之者上，學則亞之，多聞博識，知之次也。余宿尚方術，請事斯語。

■漢長沙太守南陽張機

傷寒雜病論左序

余聞吾師張紹祖先生之言曰：『吾家《傷寒》一書，相傳共有一十三稿。每成一稿，傳抄殆徧城邑。茲所存者為第十二稿，餘者或為族人所秘，或付刼灰，不外是矣。叔和所得，相傳為第七次稿。與吾所藏者較，其間闕如固多，編次亦不相類，或為叔和所篡亂，或疑為宋人所增删，聚訟紛如，各執其說。然攷晉時，尚無刊本，猶是傳抄；唐末宋初，始易傳抄為刊刻，遂稱易簡。以此言之，則坊間所刊者，不但非漢時之原稿，恐亦非叔和之原稿也。』余聆訓之下，始亦疑之，及讀至『傷寒例』一卷，見其於可汗不可汗、可吐不可吐、可下不可下法，盡在其中，於六經已具之條文並不重引，法律謹嚴。始知坊間所刻之辨可汗不可汗、可吐不可吐、可下不可下，以及發汗吐下後各卷，蓋後人以讀書之法，錯雜其間，而未計及編書之法，固不如是也。不然，孔氏之徒，問仁者衆，問政者繁，何不各類其類，而憚煩若此耶！

吾師諱學正，自言為仲氏四十六世孫，自晉以後，遷徙不一。其高祖復初公，自嶺南復遷原籍，寄居光州，遂聚族焉。吾師雖承家學，不以醫名，亦不輕出此書以示人。余之得受業者，殆有天焉！余宿好方術，得鍼灸之學於永川鄧師憲章公，後隨侍先嚴遊宦嶺南，與吾師同寅，朝夕相過從，見余手執宋本《傷寒論》，笑問曰：『亦嗜此乎？』時余年僅弱冠，答曰：『非敢云嗜，尚未得其要領，正尋繹耳。』師曰：『子既好學，復知鍼灸，可以讀《傷寒論》矣。吾有世傳抄本《傷寒雜病論》十六卷，向不示人。得人不傳，恐成墜緒。』遂歷言此書顛末，及吾師家世，滔滔不倦。先嚴促余曰：『速下拜！』於是即席拜之，得師事焉。

今羅生哲初為吾邑知名人士，從習鍼灸歷有年所，頗能好余之所好，余亦以所得者盡授之。余不負吾師，羅生亦必不負余，故特序其原起，羅生其誌之，羅生其勉之！

■光緒二十年歲次甲午春三月桂林左盛德序

傷寒雜病論黃序

民國二十二年癸酉冬，余三次修訂《傷寒雜病論集注》脱稿。迺詣南陽謁醫聖祠墓，獲馮應鰲於明崇禎元年訪仲景墓未見所鐫之靈應碑。清順治十年，馮氏訓葉，再至南陽，募疏庀工，表墓建祠，求前碑不得，以為已毀。今距崇禎癸酉仲景墓發見之歲適五週甲子，碑乃復出，殆有數存焉。

余旋之南京，備員中央國醫館編審。甲戌冬至鄞，觀仲景佚書於天一閣未得，因周君岐隱得識桂林羅君哲初，示余以其師左修之所授仲景十二稿《傷寒雜病論》十六卷。明年春，羅君來京與余同事，迺克手鈔一通。謹案仲景《傷寒雜病論》十六卷，原書遭兵燹散佚不全，賴晉太醫令王叔和搜摭遺文，篇次為三十六卷。永嘉亂後，中原板蕩，亦復失傳，其要方為江南諸師所秘。以孫思邈之殷勤述古，撰《千金方》祇載仲景雜病方，晚年方獲《傷寒論》，收入《翼方》。天寶中，王燾撰《外臺秘要》，引仲景《傷寒論》，注出卷數至第十八，與梁《七録》、隋唐志所列仲景書目卷數各殊。今世通行仲景《傷寒論》十卷、《金匱要略方論》三卷、《金匱玉函經》八卷，迺宋治平中林億等奉敕校刻。而金·成無己《傷寒論注》「堅」字文皆作「鞕」，前人斷為隋時定本。元趙以德《金匱玉函經衍義》，實《金匱要略》變名。明、清兩朝，註《伤寒》、《金匱》者數十家，大抵皆以林校及成、趙二書為藍本。茲取十二稿本，與今世通行之宋刊《傷寒》、《金匱》各書，及近年湖南劉崑湘得於江西張隱君之古本，涪陵劉熔經得於墊江某洞石櫃之古本相校，如『太陽篇』下『傷寒，脈浮滑』節，宋本及涪本同作『此以表有熱，裏有寒，白虎湯主之』，脈方乖違，義實難通。湘古本作『表有熱，裏無寒』，似較優勝，然猶未若『十二稿』作『裏有熱，表無寒』之確切不易也。其餘訂正諸本脱訛者，不遑枚舉。而列黄疸、宿食、下利、吐逆、嘔噦、寒疝、消渴等證於陽明、少陰、厥陰諸篇，深契以六經鈐百病之微旨。若平脈法、雜病證治各篇，條理精密，有非後世所能及。

或疑醫聖撰論何至易稿十三次，殊不思醫學著述動關民命，仲景救濟之心求精固無已時。昔朱子註四書，稿經七易，病革時尚命門人改訂《大學》『誠意』章數句。凡諸學理愈研愈微，豈一成即不可再易乎！又疑張紹祖自稱為仲景四十六世孫之時代與人類之發育大率，百年可衍五代未能脗合。據羅君述，其師左修之民國十一年壬戌七十八歲始歸道山，隨父嶺南受書張紹祖，時年弱冠，當清同治三年，上距漢獻帝建安十年，一千六百六十年。考《通鑑》宋仁宗至和二年三月丙子，詔封孔子後四十七世孫孔宗愿，襲封文宣公為衍聖公，上距周敬王四十一年孔子卒，一千五百三十四年。比例張氏，尚少孔氏一世，多一百二十六年。人類生率世次安可以常數限哉！

洎國難作，南京陷，羅君返桂，途遭匪劫，『十二稿』副本幸存余家。軍事參議院副院長張公伯英前任總指揮駐節南陽時曾發願重修醫聖祠，設立國醫學校，未幾移防弗果。今見此十二稿本，歎為奇緣，欣然捐貲付梓，藏板南陽醫聖祠。由是，久湮人間之秘籍得以流通，醫聖濟世之真傳賴其不墜，千餘年承訛襲謬之刊本有所訂正，裨益醫林實匪淺尠。爰序其顛末，考辨如右。

■中華民國二十八年孟旾

長安黃維翰敬識於西安中醫救濟醫院

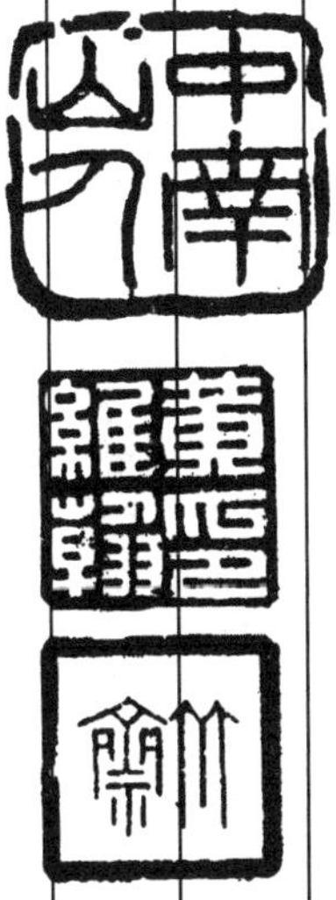

傷寒雜病論周序

《傷寒論》為後漢醫聖張仲景所著，西晉王叔和編次，盡人知之。第其書在叔和時已經散佚不全，後世莫不引為撼事。自湖南劉崑湘得古本《傷寒雜病論》十六卷於江西隱士張老，傳之宗人劉仲邁，相與詮次，演為《義疏》行世。顧其書發揚聖經之處固多，而淆亂乖謬之處亦復不少。吾友黄君竹齋，當代醫林博學士也，所著《傷寒雜病論集注》、《傷寒雜病論新釋》、《鍼灸經穴圖考》等書，早已膾炙人口，而其向學之心日進無已，且生平服膺仲景，常以抱殘守缺為憾，故立意訪求仲聖遺著。

因《千金方》有『江南諸師秘仲景要方不傳』之句，遂決意南遊，膺編審國醫學術於中央國醫館，旋之寧波，得遇桂林羅君哲初，迺獲仲聖十二稿《傷寒雜病論》，較劉氏古本多三分之一。不圖長沙舊文復顯於今世，快何如之！夫仲師為《傷寒雜病論》十六卷，至傳有十三稿者。昔朱子注四書，稿凡七易，醫書關係民命，雖倍之亦復何疑？其他各著或已脱稿，或未脱稿，或為衛汎所拾，迨至叔和為晉太醫令時，當與汎相見，獲《傷寒》第七次稿，於是重為編次，今觀通行本之前後錯落，顛倒竄易，迥殊於十二稿者，更無疑矣。紹祖為仲師四十六世孫，世代遞傳，珍藏此真本，傳至今日，由其嫡裔傳之桂林左氏，左氏又傳之羅君哲初，羅君感黃君遠訪之誠，因出而公之世，此中豈非有定數耶？

際茲國醫否極時代，我輩何幸獲覩醫聖遺經，又豈非天之將使聖道重光也耶？天下後世胥有利賴。余故欣欣然而為之序，以誌黃君有志竟成之素願已了云。

■民國二十四年三一七紀念日

徑南周禹錫謹識於隆昌拯瘼軒

桂林古本《傷寒十二稿概論》

一、本書之來歷

桂林古本《傷寒》，一名《傷寒十二稿》（即《傷寒雜病論》。編者加）。前清同治六年，桂林左修之先生受之於醫聖張仲景先生四十六世孫張紹祖氏。紹祖先生之言曰：『吾家《傷寒》一書，相傳共有一十三稿。每成一稿，傳抄殆徧城邑。茲所存者為第十二稿，餘者或為族人所秘，或付劫灰，不外是矣。叔和所得相傳為第七次稿，與吾所藏者較，其間闕如固多，編次亦不相類。』（録左序）至光緒二十年，羅君哲初問業於左公，盡得其傳。讀左公之序曰：『羅生哲初為吾邑知名人士……頗能好余之所好，余亦以所得者盡授之。余不負吾師，羅生亦必不負余，故特序其原起，羅生其志之，羅生其勉之。』（録左序）觀其師生受授之際，叮嚀如此，則此書之價值可知。羅君得此書以後，抱不得其人不傳之旨，精録什藏，歷三十餘年，秘不示人。既挾醫術遊江南，所至負盛名，治病用古方，輒著奇驗。從遊者無慮百十輩，競莫知其師之有是書也。及民國初年，長沙劉崑湘氏得古本《傷寒》於江西張隱君，歷十餘年湖南何藝樵氏為之手寫付印，即今之所謂長沙古本也（亦稱湘本）。時羅君居甬，與不佞交至篤，不佞既得是書，持示羅君，羅君閱，竟笑謂餘曰：『佳則佳矣，然猶不如吾所藏者精且備也。』即略舉數條以正其誤。不佞大驚異，亟欲一觀，羅君未即允也。不數日，而黃君竹齋自關中來甬，欲登天一閣觀仲景佚書不得，紆駕見過，不佞乃亟為介而見之於羅君，幷慫恿羅君出其藏書，黃君一見之下，驚喜贊歎，斷為仲景原稿無疑。翌年，介聘羅君至中央國醫館，時戰禍已起，黃君手録副本携赴西安，及南京淪陷，羅返桂林，途遭匪劫，而此書於兵火彌天之中幸存副本，絶學之不墜，冥冥中如有鬼神相之，誠異數也。今此書已於民國二十八年在西安開雕，初印三百部，業已銷罄，茲因各地同道紛函訂購，決添印一百部，以内地紙價高不能多印故也。

二、本書之編次及質量

本書與長沙古本皆分十六卷，然長沙本無《金匱》條文，僅將可汗不可汗，可下不可下各篇湊合成數。此書則將《金匱》中黃疸、宿食、下利、嘔吐噦、寒疝、消渴等症，列入陽明、厥陰篇中，深契以六經鈐百病之旨。其餘《金匱》各篇，亦分别羅列。質量方面較之湖南古本多出三分之一，名為《傷寒雜病論》，確是名實相乎。其目録卷一，為論集（即原序）、平脈法上；卷二，平脈法下；卷三，傷寒例、雜病例（即《金匱》第一篇，文字稍有不同）；卷四，温病；卷五，暑、熱、溼、燥、風、寒六氣之病（長沙古本缺風、寒二病）；卷六至十一，辨六經之證治；卷十二至十六，辨雜病證治。層次井然，有條不紊，雖曰十二稿，儼然已成完書矣。

三、書中之特色

此書特色甚多，不及枚舉，略誌通行本及長沙古本訂誤數條，如在霧中窺豹，可見一斑矣。『傷寒，脈浮滑，此以表有熱，裏有寒，白虎湯主之』一條，長沙本作『此以表有熱，裏無寒』已足正通行本之誤。若桂林古本作『此以裏有熱，表無寒』尤足正長沙本之誤也。『太陽病，發熱惡寒，熱多寒少。脈微弱者，此無陽也，不可發汗。宜桂枝二越婢一湯』一條，注家對於無陽不可發汗用越婢桂枝之義向無的解，此書則於『不可發汗』下有『脈浮大者』四字。『傷寒三日，陽明脈大』之下有『此為不傳也』一句，均有畫龍點睛之妙。《金匱》第一篇『五藏病各有十八，合為九十病。人又有六微，微有十八病，合為一百八病』，注家向無的解。及閱古本，方知下三句乃『六府病各有十八，合為一百八病』之誤。『太陽中暍』一條，通行本無治方，長沙古本於『則淋甚』之下有『宜當歸四逆湯』一句，殊覺不類。此書則為『白虎加桂枝人參芍藥湯主之』，便切合矣。『太陽病，服桂枝湯後，大汗出，脈洪大者』一條，通行本誤作『與桂枝湯如前法』，長沙、桂林兩古本皆作『與白虎湯』。小青龍湯加減法，『若微利』

之下無『去麻黄加蕘花如雞子大，熬令赤色』十四字，『若喘者』之下無『去麻黄』三字，長沙、桂林二古本皆同，即可正通行本之誤。『汗家重發汗，必恍惚心亂，小便已陰疼，與禹餘糧丸』一條，通行本方佚。此書有禹餘糧丸一方，用禹餘糧、人參、附子、五味子、茯苓、乾薑六味為丸，與長沙本相同。『桂枝去芍藥加蜀漆牡蠣龍骨救逆湯』一方，長沙本與此書均無蜀漆。『脈浮而緊，而復下之，緊反入裏，則成痞，按之自濡，但氣痞耳』一條，長沙本與此書皆有『小青龍湯主之』一句。『陽明篇』長沙本有佚文條，其文曰：『動作頭痛，短氣，有潮熱者，屬陽明也』然未出治方，此書則有，『白蜜煎主之』一句。方用人參、地黄、麻仁、白蜜四味，其潤燥通結之功，實出後人增液湯之上。通行本以柴胡、枳實、芍藥、甘草四味為四逆散，而長沙本與此書皆以四逆湯（方有人參）四味為散，稱四逆散。另於『少陽篇』中列一條曰：『少陽病，氣上逆，令脇下痛，甚則嘔逆，此為膽氣不降也，柴胡枳實芍藥甘草湯主之。』餘如：『太陰篇』之理中加黄耆湯、厚朴枳實白术甘草湯；『厥陰篇』之當歸四逆加人參附子湯、人參附子湯、柏葉阿膠湯；『霍亂篇』之四逆加吳茱萸黄連湯；『瘧病』之鱉甲煎丸，方用鱉甲、柴胡、黄芩、大黄、牡丹皮、䗪蟲、阿膠七味，與通行不同；『虛勞篇』『桂枝加龍骨牡蠣湯主之』下有『天雄散亦主之』一句；『金瘡』『王不留行散』之下有『有膿者，排膿散主之，排膿湯亦主之』十一字。佚文佚方皆為一般醫籍所未經見者，限於篇幅，不及備録也。

■周岐隱三十四年五月二十八日新中國醫學院録印

寧波訪求仲景遺書記

余於去冬詣南陽，恭謁醫聖張仲景祠墓，心有所感，遂發願搜羅仲師遺著，欲輯成全書，貢獻醫林。今春偶於南京書肆，購得浙江流通圖書館國醫圖書專號一二册，載有張仲景《療婦人方》二卷，《五藏榮衛論》一卷，均注『存天一閣鈔本』字様。考此二書，其目見於梁《七録》及《宋史·藝文志》，而《明志》及清《四庫全書》總目皆未著録，知其遺佚已久。余心焉識之，遂懷往鄞閲鈔之念，數月以來耿耿於中。本月一日，始克啓程，由京過滬，謬承海上同仁謝利恒、蔣文芳、盛心如、張贊臣、過鶴帆諸先生先後宴邀，隆情厚意，感激靡已，并擬在上海設立『建修南陽醫聖祠享殿募捐委員會』，其好善樂義之熱心，誠堪欽佩。同時得遇陸士諤、吳克潛、許半龍、朱鶴皋、陳潄庵、嚴蒼山、章鶴年、黄寶忠、秦伯未及長沙易南坡諸先生會晤暢談，藉抒積愫。四夕乘輪，翌晨抵寧波，即往天一閣，適值修葺，尚未竣工，詢諸守者，得悉該閣系明嘉靖時侍郎範欽字東明者所創建，舊日庋藏宋元明木板書籍數萬卷。近年以來，範氏式微，將書賣去十之七八，現時所存無幾。本縣士紳以該閣為全國所知名，關繫文獻綦重，不忍任其散失，乃組織文獻保管委員會，與範氏子孫之賢者，共同負擔保管。笥藏重鎖，非會同兩方，不能啓視。

余聞之悵然，乃往訪鄞邑醫界碩望周岐隱先生。因周君著有《傷寒汲古》、《精神病廣義》，久已膾炙人口，為醫林所重。余既讀其書，想見其為人。覿面若舊識，導余參觀怡怡書屋。乃介弟采泉君之私塾，學生廿餘，經史外授以科學常識，課本皆周君編印。其昆仲友恭行誼，殊堪矜式，留余午餐。同席者王宇高君，民十八曾為全國醫藥團體請願寧波代表。吳涵秋君，四明武術名家。桂林羅哲初先生，通經術，能文章，精究醫理，兼擅鍼灸，身逢世亂，以醫自隱，寓鄞十餘年，現為本縣廣濟施醫局主任，與余談頗歡洽，云其家藏有古本《傷寒雜病論》鈔本，較瀏陽劉崑湘所得者多三分之一。邀余明日午餐可臨伊廬一觀，并介紹本地名宿數人與余會面，情意殷殷，余既感且喜。飯後周君邀余游公園，至圖書館，乃檢查天一閣藏書目録，并無『五藏榮衛論』、『療婦人方』之目。不知浙江流通圖書目録何所據而云然，殊令人失望。然到此於無意中邂逅羅先生，得見古本《傷寒雜病論》，其書之隱顯，殆有數存焉，抑仲師之靈冥冥中有以感召耶？翌日午後，同周君至羅第，晤陳君詒先生，以所著《古本難經闡注校正》贈余一部。羅先生云伊所藏古本《傷寒雜病論》全書十六卷，共計四册，此間祇有首一册，餘存桂林。余披閱一過，其卷端序一篇，清光緒二十年甲午春三月桂林左盛德撰，叙是書傳授淵源頗詳。云清道光時，左公隨父宦遊嶺南，同僚有張公學正字紹祖者，仲景四十六世孫也。言仲景之書，當日稿本原有十三，王叔和所傳者為第七次稿，伊家藏有第十二稿，歷代珍藏，未嘗輕以示人。左公之父亟令左公師事之，乃克鈔寫一部。由是誦研，遂精於醫。後旋桂林羅先生從之學，因得手鈔其書，四十年來亦從未出以示人。雖與周先生交誼最摯，亦未曾寓目。今乃感余之誠，遠來不易，特公開一覽。按瀏陽劉崑湘民國初年以母喪求葬地於江西山谷中，遇異人張隱君，得古本《傷寒雜病論》十六卷。後以授其宗人劉仲邁，壬申春，湘省主席何公蕓樵為之手寫付印，始公於世。去秋，周岐隱先生取古本與通行本比類互參，録其佚文佚方，訂誤各條，編成《傷寒汲古》三卷。今觀羅先生之古本首册，較劉仲邁之古本『傷寒例』後多『雜病例』一篇（即《金匱》『藏府經絡先後篇』全文，及『夫病者手足寒，上氣脚縮』一條，『五藏風寒積聚篇』『師曰：熱在上焦者』以下三條），『傷燥脈證并治』後有『傷風』、『寒病』二章。其餘文字，亦有小異。羅先生言後三册六經篇後，無可與不與各條，而有『金匱』諸篇，則此本是較劉本為勝，蓋舉雜病而名書，則『金匱』諸篇實不可闕也。又左公序中云，仲師後裔，自晉後遷徙不一，張紹祖之高祖復初公，自嶺南復遷居光州云。余因此書關繫國醫學術，甚為重要，慫恿其亟公於世，并囑周君促成其事。俾仲師佚文，不致湮没，則余此行為不虚矣！

■中華民國二十三年甲戌十二月八日記於普陀佛頂山

傷寒雜病論　卷一

平脈法（上）

問曰：脈何以知氣血藏府之診也？師曰：脈乃氣血先見。氣血有盛衰，藏府有偏勝。氣血俱盛，脈陰陽俱盛；氣血俱衰，脈陰陽俱衰。氣獨盛者，則脈强；血獨盛者，則脈滑。氣偏衰者，則脈微；血偏衰者，則脈濇。氣血和者，則脈緩；氣血平者，則脈平；氣血亂者，則脈亂；氣血脱者，則脈絶。陽迫氣血，則脈數；陰阻氣血，則脈遲。若感於邪，氣血擾動，脈隨變化，變化無窮，氣血使之。病變百端，本原别之。欲知病源，當憑脈變，先揣其本。本之不齊，在人體躬。相體以診，病無遁情。

問曰：脈有三部，陰陽相乘；榮衛血氣，在人體躬。呼吸出入，上下於中；因息遊布，津液流通；隨時動作，肖象形容。春弦秋浮，冬沉夏洪；察色觀脈，大小不同。一時之間，變無經常；尺寸參差，或短或長；上下乖錯，或存或亡；病輒改易，進退低昂；心迷意惑，動失紀綱。願為具陳，令得分明。師曰：子之所問，道之根源。脈有三部，尺寸及關；榮衛流行，不失衡銓；腎沉心洪，肺浮肝弦；此自經常，不失銖分；

出入升降，漏刻周旋；水下二刻，一周循環；當復寸口，虛實見焉；變化相乘，陰陽相干；風則浮虛，寒則緊弦；沉潛水畜，支飲急弦；動弦為痛，數洪熱煩；設有不應，知變所緣；三部不同，病各異端；太過可怪，不及亦然；邪不空見，中必有奸；審察表裏，三焦別焉；知邪所舍，消息診看；料度府藏，獨見若神。為子條記，傳與賢人。

師曰：平脈大法，脈分三部。浮部分經，以候皮膚經絡之氣；沉部分經，以候五藏之氣；中部分經，以候六府之氣。

師曰：脈分寸關尺。寸脈分經以候陽，陽者氣之統也；尺脈分經以候陰，陰者血之注也。故曰陰陽。關上陰陽交界，應氣血升降，分經以候中州之氣。

問曰：經說脈有三菽、六菽重者，何謂也？師曰：脈，人以指按之，如三菽之重者，肺氣也；如六菽之重者，心氣也；如九菽之重者，脾氣也；如十二菽之重者，肝氣也；按之至骨者，腎氣也。假令下利，寸口、關上、尺中悉不見脈，然尺中時一小見，脈再舉頭者，腎氣也。若見損至脈來，為難治。損至：脈象的一種。

問曰：東方肝脈，其形何似？師曰：肝者，木也，名厥陰，其脈微弦，濡弱而長，是肝脈也。肝病自得濡弱者，愈也。假令得純弦脈者，死。何以知之？以其脈如弦直，此是肝藏傷，故知死也。

南方心脈，其形何似？師曰：心者，火也，名少陰，其脈洪大而長，是心脈也。心病自得洪大者，愈也。假令脈來微去大，故名反，病在裏也；脈來頭小本大，故曰覆，病在表也。上微頭小者，則汗出；下微本大者，則為關格不通。不得尿，頭無汗者，可治；有汗者，死。

西方肺脈，其形何似？師曰：肺者，金也，名太陰，其脈毛浮也，肺病自得此脈。若得緩遲者，皆愈；若得數者，則劇。何以知之？數者，南方火。火尅西方金，法當癰腫，為難治也。

北方腎脈，其形何似？師曰：腎者，水也，其脈沉而石。腎病自得此脈者，愈；若得實大者，則劇。何以知之？實大者，長夏土王，土尅北方水，水藏立涸也。

師曰：人迎脈大，趺陽脈小，其常也。假令人迎、趺陽平等，為逆；人迎負趺陽，為大逆。所以然者，胃氣上升，動在人迎；胃氣下降，動在趺陽。上升力强，故曰大；下降力弱，故曰小。反此為逆。大逆則死。

師曰：六氣所傷，各有法度，舍有專屬，病有先後。風中於前，寒中於背；溼傷於下，霧傷於上。霧客皮腠，溼流關節；極寒傷經，極熱傷絡。風令脈浮，寒令脈緊，又令脈急；暑則浮虛，溼則濡濇；燥短以促，火躁而數。

風寒所中，先客太陽；暑氣炎熱，肺金則傷；溼生長夏，病入脾胃；燥氣先傷，大腸合肺；壯火食氣，病生於內，心與小腸，先受其害。六气合化，表裏相傳，藏气偏勝，或移或干。病之變證，難以殫論，能合色脈，可以萬全。

問曰：上工望而知之，中工問而知之，下工脈而知之，願聞其說。師曰：夫色合脈，色主形外，脈主應內。其色露藏，亦有內外。察色之妙，明堂闕庭。察色之法，大指推之。察明堂，推而下之；察闕庭，推而上之。五色應五藏，如肝色青、脾色黃、肺色白、心色赤、腎色黑，顯然易曉。色之生死，在思用精。心迷意惑，難與為言。

色青者，病在肝與膽。假令身色青，明堂色微赤者，生；白者，死；黃白者，半死半生也。

色赤者，病在心與小腸。假令身色赤，明堂微黃者，生；黑者，死；黃黑者，半死半生也。

色黃者，病在脾與胃。假令身色黃，明堂微白者，生；青者，死；黃青者，半死半生也。

色白者，病在肺與大腸。假令身色白，明堂色微黑者，生；赤者，死；黃赤者，半死半生也。

色黑者，病在腎與膀胱。假令身色黑，明堂色微青者，生；黄者，死；黄赤者，半死半生也。

闕庭脈色青而沉細，推之不移者，病在肝；青而浮大，推之隨轉者，病在膽。

闕庭脈色赤而沉細，推之參差不齊者，病在心；赤而横戈，推之愈赤者，病在小腸。

闕庭脈色黄，推之如水停留者，病在脾；如水急流者，病在胃。

闕庭脈色青白，推之久不還者，病在肺；推之即至者，病在大腸。

闕庭脈色青黑，直下睛明，推之不變者，病在腎；推之即至者，病在膀胱。

明堂闕庭色不見，推之色青紫者，病在中焦有積；推之明如水者，病在上焦有飲；推之黑赤參差者，病在下焦有寒熱。

問曰：色有内外，何以别之？師曰：一望而知者，謂之外；在明堂闕庭，推而見之者，謂之内。

病暴至者，先形於色，不見於脈；病久發者，先見於脈，不形於色。病入於藏，無餘證者，見於脈，不形於色；病痼疾者，見於脈，不形於色也。

問曰：色有生死，何謂也？師曰：假令色黄，如蠏腹者生，如枳實者死。有氣則生，無氣則死，餘色倣此。

師曰：人秉五常，有五藏，五藏發五聲，宫、商、角、徵、羽是也。五聲在人，各具一體。假令人本聲角，變商聲者，為金尅木，至秋當死；變宫、徵、羽，皆病，以本聲不可變故也。

人本聲宫，變角聲者，為木尅土，至春當死；變商、徵、羽皆病。

人本聲商，變徵聲者，為火尅金，至夏當死；變宫、角、羽皆病。

人本聲徵，變羽聲者，為水尅火，至冬當死；變角、宫、商皆病。

人本聲羽，變宫聲者，為土尅水，至長夏當死；變角、商、徵皆病。

以上所言，皆人不病而聲先變者。初變可治，變成難瘳。聞聲之妙，差在毫釐，本不易曉，若病發聲，則易知也。

師曰：持脈，病人欠者，無病也；脈之呻者，病也。言遲者，風也；摇頭言者，裏痛也；行遲者，表强也；坐而伏者，短氣也；坐而下一脚者，腰痛也；裏實護腹，如懷卵物者，心痛也。

病人長歎聲，出高入卑者，病在上焦；出卑入高者，病在下焦；出入急促者，病在中焦有痛處。聲唧唧而歎者，身體疼痛。問之不欲語，語先淚下者，必有憂鬱；問之不語，淚下不止者，必有隱衷；問之不語，數問之而微笑者，必有隱疾。

實則讝語，虛則鄭聲。假令言出聲卑者，為氣虛；言出聲高者，為氣實。欲言手按胸中者，胸中滿痛；欲言手按腹者，腹中滿痛；欲言聲不出者，咽中腫痛。

師曰：脈病人不病，名曰行尸，以無王氣，卒眩仆、不識人者，短命則死；人病脈不病，名曰內虛，以少穀神，雖困無苦。

師曰：脈，肥人責浮，瘦人責沉。肥人當沉今反浮，瘦人當浮今反沉，故責之。

師曰：呼吸者，脈之頭也。初持脈，來疾去遲，此出疾入遲，名曰內虛外實也；初持脈，來遲去疾，此出遲入疾，名曰內實外虛也。

寸口衛氣盛，名曰高；榮氣盛，名曰章。高章相搏，名曰綱。衛氣弱，名曰惵；榮氣弱，名曰卑。惵卑相搏，名曰損。衛氣和，名曰緩；榮氣和，名曰遲。緩遲相搏，名曰沉。

陽脈浮大而濡，陰脈浮大而濡，陰脈與陽脈同等者，名曰緩也。

問曰：二月得毛浮脈，何以處言至秋當死？師曰：二月之時，脈當濡弱。反得毛浮者，故知至秋死。二月肝用事，肝屬木，脈應濡弱，反得毛浮脈者，是肺脈也。肺屬金，金來剋木，故知至秋死。他皆倣此。

師曰：立夏得洪大脈，是其本位，其人病身體苦疼重者，須發其汗；若明日身不疼不重者，不須發汗；若汗濈濈自出者，明日便解矣。何以言之？立夏脈洪大，是其時脈，故使然也。四時倣此。

問曰：凡病欲知何時得、何時愈，何以知之？師曰：假令夜半得病者，明日日中愈；日中得病者，夜半愈。何以言之？日中得病、夜半愈者，以陽得陰則解也；夜半得病、明日日中愈者，以陰得陽則解也。

問曰：脈病欲知愈、未愈者，何以別之？師曰：寸口、關上、尺中三處，大小、浮沉、遲數同等，雖有寒熱不解者，此脈陰陽為和平，雖劇當愈。

師曰：寸脈下不至關，為陽絕；尺脈上不至關，為陰絕。此皆不治，決死也。若計其餘命生死之期，期以月節尅之也。

脈浮者在前，其病在表；浮者在後，其病在裏。假令濡而上魚際者，宗氣泄也；孤而下尺中者，精不藏也。若乍高乍卑，乍升乍墜，為難治。

寸口脈緩而遲。緩則陽氣長，其色鮮，其顔光，其聲商，毛髮長；遲則陰氣盛，骨髓生，血滿，肌肉緊薄鮮鞕。陰陽相抱，榮衛俱行，剛柔相得，名曰强也。

寸口脈浮為在表，沉為在裏；數為在府，遲為在藏。假令脈遲，此為在藏也。

寸口脈浮而緊，浮則為風，緊則為寒。風則傷衛，寒則傷榮。榮衛俱病，骨節煩疼，當發其汗也。

寸口脈浮而數。浮為風，數為熱；風為虛，虛為寒。風虛相搏，則灑淅惡寒也。

問曰：病有灑淅惡寒，而復發熱者，何也？師曰：陰脈不足，陽往從之；陽脈不足，陰往乘之。曰：何謂陽脈不足？師曰：假令寸口脈微，名曰陽不足。陰氣上入陽中，則灑淅惡寒也。曰：何謂陰脈不足？師曰：尺脈弱，名曰陰不足。陽氣下陷入陰中，則發熱也。陰脈弱者，則血虛，血虛則筋急也。其脈濇者，榮氣微也；其脈浮而汗出如流珠者，衛氣衰也。榮氣微者，加燒鍼則血溜不行，更發熱而躁煩也。

寸口脈陰陽俱緊者，法當清邪中於上焦，濁邪中於下焦。清邪中上，名曰潔也；濁邪中下，名曰渾也。陰中於邪，必內慄也，表氣虛微，裏氣不守，故使邪中於陰也；陽中邪，必發熱、頭痛、項强、頸攣、腰痛、脛酸，所為陽中霧露之氣。故曰清邪中上，濁邪中下。陰氣為慄，足膝逆冷，便溺妄出，表氣微虛，裏氣微急，三焦相溷，內外不通。上焦怫鬱，藏氣相熏，口爛食斷也；中焦不治，胃氣上衝，脾氣不轉，胃中為濁，榮衛不通，血凝不流。若衛氣前通者，小便赤黃，與熱相搏，因熱作使，遊於經絡，出入藏府，熱氣所過，則為癰膿；若陰氣前通者，陽氣厥微，陰無所使，客氣內入，嚏而出之，聲嗢咽塞；寒厥相追，為熱所擁，血凝自下，狀如豚肝。陰陽俱厥，脾氣孤弱，五液注下，下焦不闔，清便下重，令便數難，齊築湫痛，命將難全。

寸口脈陰陽俱緊者，口中氣出，脣口乾燥，踡臥足冷，鼻中涕出，舌上胎滑，勿妄治也。到七日以來，其人微發熱，手足温者，此為欲解；或到八日以上，反大發熱者，此為難治。設使惡寒者，必欲嘔也；腹内痛者，必欲利也。

寸口脈陰陽俱緊，至於吐利，其脈獨不解。緊去人安，此為欲解。若脈遲，至六七日，不欲食，此為晚發，水停故也，為未解；食自可者，為欲解。

寸口脈浮而大，有熱，心下反鞕，屬藏者，攻之，不令發汗；屬府者，不令溲數。溲數則大便鞕，汗多則熱甚，溲數則便難。脈遲者，尚未可攻也。

問曰：病有戰而汗出，因得解者，何也？師曰：脈浮而緊，按之反芤，此為本虛，故當戰而汗出也。其人本虛，是以發戰，以脈浮緊，故當汗出而解也。若脈浮而數，按之不芤，此人本不虛。若欲自解，但汗出耳，不發戰也。

問曰：病有不戰而汗出解者，何也？師曰：脈大而浮數，故不戰而汗出解也。

問曰：病有不戰、不汗出而解者，何也？師曰：其脈自微，此以曾發汗，若吐、若下、若亡血，以内無津液，此陰陽自和，必自愈，故不戰、不汗出而解也。

問曰：傷寒三日，脈浮數而微，病人身涼和者，何也？師曰：此為欲解也。解以夜半。脈浮而解者，濈然汗出也；脈數而解者，必能食也；脈微而解者，必大汗出也。

脈浮而遲，面熱赤而戰惕者，六七日當汗出而解；反發熱者，差遲。遲為無陽，不能作汗，其身必癢也。

病六七日，手足三部脈皆至，大煩而口噤不能言，其人躁擾者，未欲解也；若脈和，其人不煩，目重，瞼内際黄者，此欲解也。

師曰：伏氣之病，以意候之。今月之内，欲知伏氣，假令舊有伏氣，當須脈之。若脈微弱者，當喉中痛似傷，非喉痹也。病人云：實咽中痛。雖爾，今復宜下之。

師曰：病家人請，云病人苦發熱，身體疼，病人自卧。師到，診其脈沉而遲者，知其差也。何以知之？凡表有病者，脈當浮大，今反沉遲，故知愈也。假令病人云腹内卒痛，病人自坐，師到，脈之浮而大者，知其差也。何以知之？凡裏有病者，脈當沉細，今反浮大，故知愈也。

師曰：病家人來請云病人發熱煩極。明日師到，病人向壁卧，此熱已去也。設令脈不和，處言已愈；設令向壁卧，聞師到不驚起而盼視，若三言三止，脈之嚥唾者，此詐病也。設令脈自和，處言此病大重，當須服吐下藥、鍼灸數十百處乃愈。

問曰：脈有災怪，何謂也？師曰：假令人病，脈得太陽，與形證相應，因為作湯，比還送湯如食頃，病人乃大吐，若下利，腹中痛。師曰：我前來不見此證，今乃變異，是名災怪。又問曰：何緣得此吐利？師曰：或有舊時服藥，今乃發作，故為災怪耳。

平脈法（下）

問曰：脈有陰陽，何謂也？師曰：凡脈大、浮、數、動、滑，此名陽也；脈沉、濇、遲、弦、微，此名陰也。凡陰病見陽脈者生，陽病見陰脈者死。

陰陽相搏名曰動，陽動則汗出，陰動則發熱。形冷惡寒者，此三焦傷也。若數脈見於關上，上下無頭尾，如豆大，厥厥動搖者，名曰動也。

脈來緩，時一止復來者，名曰結；脈來數，時一止復來者，名曰促。脈陽盛則促，陰盛則結，此皆病脈。又脈來動而中止，更來小數，中有還者反動，名曰結陰也；脈來動而中止，不能自還，因而復動者，名曰代陰也。得此脈者，必難治。

脈陰陽俱促，當病血，為實；陰陽俱結，當亡血，為虛。假令促上寸口者，當吐血，或衄；下尺中者，當下血。若乍促乍結，為難治。

脈數者，久數不止，止則邪結，正氣不能復，卻結於藏，故邪氣浮之，與皮毛相得。脈數者，不可下，下之必煩、利不止。

問曰：脈有陽結、陰結者，何以別之？師曰：其脈浮而數，能食，不大便者，此為實，名曰陽結也，期十七日當劇；其脈沉而遲，不能食，身體重，大便反鞕，名曰陰結也，期十四日當劇。

脈藹藹如車蓋者，名曰陽結也。

脈累累如循長竿者，名曰陰結也。

脈瞥瞥如羹上肥者，陽氣微也。

脈縈縈如蜘蛛絲者，陰氣衰也。

脈綿綿如瀉漆之絶者，亡其血也。

問曰：脈有殘賊，何謂也？師曰：脈有弦、緊、浮、滑、沉、濇，此六脈名曰殘賊，能為諸脈作病也。

問曰：脈有相乘，有縱有横，有逆有順，何謂也？師曰：水行乘火，金行乘木，名曰縱；火行乘水，木行乘金，名曰横；水行乘金，火行乘木，名曰逆；金行乘水，木行乘火，名曰順也。

問曰：濡弱何以反適十一頭？師曰：五藏六府相乘，故令十一。

脈陰陽俱弦，無寒熱，為病飲。在浮部，飲在皮膚；在中部，飲在經絡；在沉部，飲在肌肉。若寸口弦，飲在上焦；關上弦，飲在中焦；尺中弦，飲在下焦。

脈弦而緊者，名曰革也。弦者狀如弓弦，按之不移也；緊者如轉索無常也。

脈弦而大，弦則為減，大則為芤。減則為寒，芤則為虛。寒虛相搏，此名為革。婦人則半產、漏下，男子則亡血、失精。此言致革之由。

問曰：曾為人所難，緊脈從何而來？師曰：假令亡汗、若吐，以肺裏寒，故令脈緊也；假令欬者，坐飲冷水，故令脈緊也；假令下利，以胃虛冷，故令脈緊也。

寸口脈浮而緊，醫反下之，此為大逆。浮則無血，緊則為寒。寒氣相搏，則為腸鳴。醫乃不知，而反飲冷水，令汗不出。水得寒氣，冷必相搏，其人即噎。

寸口脈微，尺脈緊，其人虛損多汗，知陰常在，絕不見陽也。

寸口脈浮而大，浮為風虛，大為氣强。風氣相搏，必成隱疹，身體為癢，癢者名泄風，久久為痂癩。

寸口脈浮而大，浮為虛，大為實。在尺為關，在寸為格。關則不得小便，格則吐逆。

寸口脈微而濇，微者衛氣不行，濇者榮氣不逮。榮衛不能相將，三焦無所仰，身體痹不仁。榮氣不足，則煩疼、口難言；衛氣虛者，則惡寒、數欠。三焦不歸其部，上焦不歸者，噫而酢吞；中焦不歸者，不能消穀引食；下焦不歸者，則遺溲。

寸口脈微而濇，微者衛氣衰，濇者榮氣不足。衛氣衰則面色黃，榮氣不足則面色青。榮為根，衛為葉，榮衛俱微，則根葉枯槁，而寒慄、欬逆唾腥、吐涎沫也。

寸口脈微而緩，微者衛氣疏，疏則其膚空；緩者胃氣實，實則穀消而水化也。穀入於胃，脈道乃行；水入於經，其血乃成。榮盛則其膚必疏，三焦失經，名曰血崩。

寸口脈弱而緩，弱者陽氣不足，緩者胃氣有餘，噫而吞酸，食卒不下，氣填於膈上也。

寸口脈弱而遲，弱者衛氣微，遲者榮中寒。榮為血，血寒則發熱；衛為氣，氣微者心內飢，飢而虛滿，不能食也。

寸口脈弱而濇，尺中浮大，無外證者，為病屬內傷。

寸口脈弱而濇，尺中濡弱者，男子病失精，女子病赤白帶下。

寸口脈洪數，按之弦急者，當發癮疹。假令脈浮數，按之反平者，為外毒，宜清之；脈數大，按之弦直者，為內毒，宜升之，令其外出也。誤攻則內陷，內陷則死。

寸口脈洪數，按之急滑者，當發癰膿。發熱者，暴出；無熱者，久久必至也。

寸口脈浮滑，按之弦急者，當發內癰。欬嗽，胸中痛，為肺癰，當吐膿血；腹中掣痛，為腸癰，當便膿血。

寸口脈大而濇，時一弦，無寒熱，此為浸淫瘡所致也。若加細數者，為難治。

趺陽脈緊而浮，浮為氣，緊為寒；浮為腹滿，緊為絞痛。浮緊相搏，腸鳴而轉，轉即氣動，膈氣乃下，少陰脈不出，其陰腫大而虛也。

趺陽脈微而緊，緊則為寒，微則為虛，微緊相搏，則為短氣。

趺陽脈大而緊者，當即下利，為難治。

趺陽脈浮，浮則為虛，浮虛相搏，故令氣䭇，言胃氣虛竭也。此為醫咎，責虛取實，守空迫血。脈滑則為噦，脈浮、鼻中燥者，必衄也。

趺陽脈遲而緩，胃氣如經也。趺陽脈浮而數，浮則傷胃，數則動脾，此非本病，醫特下之所為也。榮衛內陷，其數先微，脈反但浮，其人必大便鞕，氣噫不除。何以言之？本以數脈動脾，其數先微，故知脾氣不治，大便必鞕，氣噫不除，令脈反浮；其數改微，邪氣獨留，心中則飢，邪熱不殺穀，潮熱發渴；數脈當遲緩，病者則飢；數脈不時，則生惡瘡也。（趺陽脈遲緩為無病，誤下之令脈轉浮數，元氣傷必浮數改微。）

趺陽脈浮而濇、少陰脈如經者，其病在脾，法當下利。何以知之？若脈浮大者，氣實血虛也。今趺陽脈浮而濇，故知脾氣不足、胃氣虛也。以少陰脈弦而沉纔見，此為調脈，故稱如經也。若反滑而數者，故知當屎膿也。

趺陽脈浮而芤，浮者衛氣虛，芤者榮氣傷。其身體瘦，肌肉甲錯。浮芤相搏，宗氣微衰，四屬斷絶。舉之浮毛，按之全無，謂之浮芤相搏。

寸口脈浮而大，浮為氣實，大為血虛，血虛為無陰。孤陽獨下陰部者，小便當赤而難，胞中當虛。今反小便利而大汗出，法應衛家當微，今反更實，津液四射，榮竭血盡，乾煩而不眠，血薄肉消，而成黑液。醫復以毒藥攻其胃，此為重虛，客陽去有期，必下如汙泥而死。

問曰：翕奄沉，名曰滑，何謂也？師曰：沉為純陰，翕為正陽，陽陰和合，故令脈滑，關尺自平。

趺陽脈微沉，食飲自平；少陰脈微滑，滑者，緊之浮名也，此為陰實。其人必股内汗出，陰下溼也。

趺陽脈浮而滑，浮為陽，滑為實，陽實相搏，其脈數疾，衛氣失度。浮滑之脈變為數疾，發熱汗出者，不治。

趺陽脈滑而緊，滑者胃氣實，緊者脾氣强。持實擊强，痛還自傷，以手把刄，坐作瘡也。

趺陽脈沉而數，沉為實，數消穀。緊者，病難治。

趺陽脈伏而濇，伏則吐逆，水穀不化，濇則食不得入，名曰關格。

師曰：病人脈微而濇者，此為醫所病也。大發其汗，又數大下之，其人亡血，病當惡寒，後乃發熱，無休止時。夏月盛熱，欲著複衣；冬月盛寒，欲裸其身。所以然者，陽微則惡寒，陰弱則發熱。此醫發其汗使陽氣微，又大下之令陰氣弱。五月之時，陽氣在表，胃中虛冷，以陽氣內微，不能勝冷，故欲著複衣；十一月之時，陽氣在裏，胃中煩熱，以陰氣內弱，不能勝熱，故欲裸其身。又陰脈遲濇，故知亡血也。

少陰脈弱而濇，弱者微煩，濇者厥逆。

趺陽脈不出，脾不上下，身冷膚鞕。

少陰脈不至，腎氣微，少精血，奔氣促迫，上入胸膈，宗氣反聚，血結心下，陽氣退下，熱歸陰股，與陰相動，令身不仁，此為尸厥，當刺期門、巨闕。

妊娠，脈弦數而細，少腹痛，手心熱，此為熱結胞中，不先其時治之，必有產難。

產後脈洪數，按之弦急，此為濁未下。若濁已下，而脈如故者，此為魂脫，為難治。

諸脈浮數，當發熱而灑淅惡寒。若有痛處，飲食如常者，蓄積有膿也。

問曰：人恐怖者，其脈何狀？師曰：脈形如循絲累累然，其面白脫色也。

問曰：人不飲，其脈何類？師曰：脈自濇，脣口乾燥也。

問曰：人愧者，其脈何類？師曰：脈浮，而面色乍白乍赤也。

寸口諸微亡陽，諸濡亡血，諸弱發熱，諸緊為寒。諸乘寒者，則為厥，鬱冒不仁，以胃無穀氣，脾濇不通，口急不能言，戰而慄也。

師曰：發熱則脈躁，惡寒則脈静，脈隨證轉者，為病瘧。

師曰：傷寒，欬逆上氣，其脈散者，死。谓其形損故也。

師曰：脈乍大乍小、乍静乍亂，見人驚恐者，為祟發於膽，氣竭故也。

師曰：人脈皆無病，暴發重病、不省人事者，為厲鬼。治之祝由，能言者可治，不言者死。

師曰：脈浮而洪，身汗如油，喘而不休，水漿不下，形體不仁，乍静乍亂，此為命絶也。又未知何藏先受其災？若汗出髮潤，喘不休者，此為肺先絶也；陽反獨留，形體如烟熏，直視摇頭者，此為心絶也；脣吻反青，四肢掣習者，此為肝絶也；環口黧黑，油汗發黄者，此為脾絶也；溲便遺失，狂言，目反直視者，此為腎絶也。又未知何藏陰陽前絶？若陽氣前絶、陰氣後竭者，其人死，身色必青；陰氣前絶、陽氣後竭者，其人死，身色必赤、腋下温、心下熱也。

奇經八脈不繫十二經，别有自行道路。其為病總於陰陽，其治法屬十二經。假令督脈為病，脊背强，隱隱痛，脈當微浮而急，按之濇，治屬太陽。

任脈為病，其內結痛疝瘕，脈當沉而結，治屬太陰。

衝脈為病，氣上逆而裏急，脈當浮虛而數，治屬太陰。

帶脈為病，苦腹痛，腰間冷痛，脈當沉而細，治屬少陰。

陽蹻為病，中於側，氣行於外，脈當弦急，按之緩，治屬少陽。

陰蹻為病，中於側，氣行於內，脈當浮緩，按之微急而弦，治屬厥陰。

陽維與諸陽會，其為病在脈外，發寒熱，脈當浮而虛，治屬氣分。

陰維與諸陰交，其為病在脈中，心中痛，手心熱，脈當弦而濇，治屬血分。

陽維維於陽，陰維維於陰，為氣血之別使，不拘一經也。

奇經八脈之為病，由各經受邪，久久移傳，或勞傷所致，非暴發也。

問曰：八脈內傷，何以別之？師曰：督脈傷，柔柔不欲伸，不能久立，立則隱隱而脹；任脈傷，小便多，其色白濁；衝脈傷，時欬不休，有聲無物，勞則氣喘；帶脈傷，迴身一周冷；陽蹻傷，則身左不仁；陰蹻傷，則身右不仁；陽維傷，則畏寒甚，皮常溼；陰維傷，則畏熱甚，皮常枯。

問曰：八脈內傷，其脈何似？師曰：督脈傷，尺脈大而濇；任脈傷，關脈大而濇；衝脈傷，寸脈短而濇；帶脈傷，脈沉遲而結；陽蹻傷，脈時大時弦；陰蹻傷，脈時細時弦；

陽維傷，脈時緩時弦；陰維傷，脈時緊時濇。

問曰：其治奈何？師曰：督脈傷，當補髓；任脈傷，當補精；衝脈傷，當補氣；帶脈傷，當補腎；陽蹻傷，則益膽；陰蹻傷，則補肝；陽維傷，則調衛；陰維傷，則養榮。

問曰：其處方奈何？師曰：相體虛實，察病輕重，採取方法，權衡用之，則無失也。

六氣主客

（依桂林古書增添本章）

問曰：六氣主客，何以別之？師曰：厥陰生少陰，少陰生少陽，少陽生太陰，太陰生陽明，陽明生太陽，太陽復生厥陰，周而復始，久久不變，年復一年，此名主氣。厥陰生少陰，少陰生太陰，太陰生少陽，少陽生陽明，陽明生太陽，復生厥陰，周而復始，此名客氣。

問曰：其始終奈何？師曰：初氣始於大寒，二氣始於春分，三氣始於小滿，四氣始於大暑，五氣始於秋分，終氣始於小雪，仍終於大寒，主客相同，其差各三十度也。

問曰：司天在泉奈何？師曰：此客氣也。假如子午之年，少陰司天，陽明則為在泉，太陽為初氣，厥陰為二氣，司天為三氣，太陰為四氣，少陽為五氣，在泉為終氣。卯酉之年，陽明司天，少陰在泉，則初氣太陰，二氣少陽，三氣陽明，四氣太陽，五氣厥陰，終氣少陰。戊辰之年，太陽司天，太陰在泉。丑未之年，太陰司天，太陽在泉。寅申之年，少陽司天，厥陰在泉。己亥之年，厥陰司天，少陽在泉。其餘各氣，以例推之。

問曰：其為病也何如？師曰：亦有主客之分也。假如厥陰司天，主勝，則胸脇痛，舌難以言；客勝，則耳鳴，掉眩，甚則欬逆。少陰司天，主勝，則心熱，煩躁，脇痛支滿；客勝，則鼽嚏，頸項强，肩背瞀熱，頭痛，少氣，發熱，耳聾，目瞑，甚則胕腫，血溢，瘡，瘖，喘欬。太陰司天，主勝，則胸腹滿，食已而瞀；客勝，則首、面、胕腫，呼吸氣喘。少陽司天，主勝，則胸滿，欬逆，仰息，甚則有血，手熱；客勝，則丹疹外發，及為丹熛，瘡瘍，嘔逆，喉痹，頭痛，嗌腫，耳聾，血溢，內為瘛瘲。陽明司天，主勝，則清復內餘，欬，衄，嗌塞，心膈中熱，欬不止而白血出者死，金居少陽之位，客不勝主也。太陽司天，主勝，則喉嗌中鳴；客勝，則胸中不利，出清涕，感寒則欬也。

厥陰在泉，主勝，則筋骨繇并，腰腹時痛；客勝，則關節不利，內為痙强，外為不便。少陰在泉，主勝，則厥氣上行，心痛發熱，膈中衆痹皆作，發於胠脇，魄汗不藏，四逆而起；客勝，則腰痛，尻、股、膝、髀、腨、胻、足病，瞀熱以酸，胕腫不能久立，溲便變。太陰在泉，主勝，則寒氣逆滿，食飲不下，甚則為疝；客勝，則足痿下腫，便溲不時，溼客下焦，發而濡泄，及為陰腫，隱曲之疾。少陽在泉，主勝，則熱反上行，而客於心，心痛發熱，格中而嘔；客勝，則腰腹痛，而反惡寒，甚則下白溺白。

陽明在泉，主勝，則腰重，腹痛，少腹生寒，下為鶩溏，寒厥於腸，上衝胸中，甚則喘滿，不能久立；客勝，則清氣動下，少腹堅滿，而數便泄。太陽在泉，以水居水位，無所勝也。

問曰：其勝復何如？師曰：有勝必有復，無勝則無復也。厥陰之勝，則病耳鳴，頭眩，憒憒欲吐，胃膈如寒，胠脇氣并，化而為熱，小便黃赤，胃脘當心而痛，上及兩脇，腸鳴，飧泄，少腹痛，注下赤白，甚則嘔吐，膈不通；其復也，則少腹堅滿，裏急暴痛，厥心痛，汗發，嘔吐，飲食不入，入而復出，筋骨掉眩，清厥，甚則入脾，食痹而吐。

少陰之勝，則病心下熱，善飢，臍下反動，氣游三焦，嘔吐，躁煩，腹滿而痛，溏泄赤沃；其復也，則燠熱內作，煩躁，鼽嚏，少腹絞痛，嗌燥，氣動於左上行於右，咳則皮膚痛，暴瘖，心痛，鬱冒不知人，灑淅惡寒振慄，譫妄，寒已而熱，渴而欲飲，少氣，骨痿，膈腸不便，外為浮腫，噦噫，痱疹，瘡瘍，癰疽，痤痔，甚則入肺，咳而鼻淵。

太陰之勝，則火氣內鬱，瘡瘍於中，流散於外，病在胠脇，甚則心痛熱格，頭痛，喉痹，項强，又或溼氣內鬱，寒迫下焦，少腹滿，腰椎痛强，注泄，足下溼，頭重，跗腫，足脛腫，飲發於中，跗腫於上；其復也，則體重，中滿，食飲不化，陰氣上厥，胸中不便，飲發於中，咳喘有聲，頭項痛重，掉瘛尤甚，嘔而密默，唾吐清液，甚則入腎，竅泄無度。

少陽之勝，則病熱客於胃，心煩而痛，目赤，嘔酸，善飢，耳痛，溺赤，善驚，譫妄，暴熱消爍，少腹痛，下沃赤白；其復也，枯燥，煩熱，驚瘛，咳，衄，心熱，煩躁，便數，憎風，厥氣上行，面如浮埃，目乃瞤瘛，火氣內發，上為口糜，嘔逆，血溢，血泄，發而為瘧，惡寒鼓慄，寒極反熱，嗌絡焦槁，渴飲水漿，色變黃赤，少氣肺痿，化而為水，傳為跗腫，甚則入肺，咳而血泄。

陽明之勝，則清發於中，左胠脇痛，溏泄，內為嗌塞，外發頹疝，胸中不便，嗌而咳；其復也，則病生胠脇，氣歸於左，善太息，甚則心痛痞滿，腹脹而泄，嘔苦，咳噦，煩心，病在膈中，甚則入肝，驚駭筋攣。

太陽之勝，則病痔瘧，發寒，厥入胃，則內生心痛，陰中乃瘍，隱曲不利，互引陰股，筋肉拘苛，血脈凝泣，絡滿血變，或為血泄，皮膚痞腫，腹滿時減，熱反上行，頭項囟頂腦户中痛，目如脱，寒入下焦，則傳為濡泄；其復也，則心胃生寒，胸膈不利，心痛痞滿，頭痛，善悲，時發眩仆，食減，腰椎反痛，屈伸不便，少腹控睾引腰脊上冲心，唾出清水，及為噦噫，甚則入心，善忘，善悲，寒復內餘，則腰尻痛，屈伸不利，股脛足膝中痛。此六氣之病，須謹識之，而弗失也。

師曰：子知六氣，不知五運，未盡其道，今為子言。假如太陽司天，而運當甲己，夫甲己土運也，太陽寒水也，土能剋水，太陽不能正其位也；又如厥陰司天，而逢乙庚金運；少陰少陽司天，而逢丙辛水運；太陰司天，而逢丁壬木運；陽明司天，而逢戊癸火運。其例同也。

問曰：其治法奈何？師曰：風寒暑溼燥熱各隨其氣，有假者反之，甚者從之，微者逆之，采取方法，慎毋亂也。

傷寒例

四時八節二十四氣七十二候決病法：

立春正月節斗指艮，雨水正月中斗指寅。

驚蟄二月節斗指甲，春分二月中斗指卯。

清明三月節斗指乙，穀雨三月中斗指辰。

立夏四月節斗指巽，小滿四月中斗指巳。

芒種五月節斗指丙，夏至五月中斗指午。

小暑六月節斗指丁，大暑六月中斗指未。

立秋七月節斗指坤，處暑七月中斗指申。

白露八月節斗指庚，秋分八月中斗指酉。

寒露九月節斗指辛，霜降九月中斗指戌。

立冬十月節斗指乾，小雪十月中斗指亥。

大雪十一月節斗指壬，冬至十一月中斗指子。

小寒十二月節斗指癸，大寒十二月中斗指丑。

二十四氣，節有十二，中氣有十二。五日為一候，氣亦同，合有七十二候。決病生死，此須洞解之也。

《陰陽大論》云：春氣温暖，夏氣暑熱，秋氣清涼，冬氣冰洌，此則四時正氣之序也。冬時嚴寒，萬類深藏，君子固密，則不傷於寒。觸冒之者，則名傷寒耳。其傷於四時之氣，皆能為病。以傷寒為病者，以其最盛殺厲之氣也，中而即病者，名曰傷寒。不即病者，寒毒藏於肌膚，至春變為温病，至夏變為暑病。暑病者，熱極重於温也。是以辛苦之人，春夏多温熱病者，皆由冬時觸寒所致，非時行之氣也。凡時行者，春時應暖而反大寒，夏時應熱而反大涼，秋時應涼而反大熱，冬時應寒而反大温，此非其時而有其氣。是以一歲之中，長幼之病多相似者，此則時行之氣也。

夫欲候知四時正氣為病及時行疫氣之法，皆當按斗歷占之。九月霜降節後，宜漸寒，向冬大寒，至正月雨水節後宜解也。所以謂之雨水者，以冰雪解而為雨水故也。至驚蟄二月節後，氣漸和暖，向夏大熱，至秋便涼。從霜降以後，至春分以前，凡有觸冒霜露，體中寒即病者，謂之傷寒也。九月十月，寒氣尚微，為病則輕；十一月十二月，寒洌已嚴，為病則重；正月二月，寒漸將解，為病亦輕。此以冬時不調，適有傷寒之人即為病也。其冬有非節之暖者，名為冬温。冬温之毒，與傷寒大異。冬温復有先後，更相重沓，亦有輕重，為治不同，證如後章。從立春節後，其中無暴大寒，又不冰雪，而有人壯熱為病者，此屬春時陽氣，發其冬時伏寒，變為温病。從春分以後，至秋分節前，天有暴寒者，皆為時行寒疫也。三月四月，或有暴寒，其時陽氣尚弱，為寒所折，病熱猶輕；五月六月，陽氣已盛，為寒所折，病熱則重；七月八月，陽氣已衰，為寒所折，病熱亦微。其病與温相似，但治有殊耳。

十五日得一氣，於四時之中，一時有六氣，四六名為二十四氣。然氣候亦有應至仍不至，或有未應至而至者，或有至而太過者，皆成病氣也。但天地動靜，陰陽鼓擊者，各正一氣耳。是以彼春之暖，為夏之暑；彼秋之忿，為冬之怒。是故冬至之後，一陽爻升，一陰爻降也。夏至之後，一陽氣下，一陰氣上也。斯則冬夏二至，陰陽合也；春秋二分，陰陽離也。陰陽交易，人變病焉。此君子春夏養陽，秋冬養陰，順天地之剛柔也。小人觸冒，必嬰暴疹。須知毒烈之氣，留在何經，必發何病，詳而取之。

是以春傷於風，夏必飧泄；夏傷於暑，秋必病瘧；秋傷於溼，冬必欬嗽；冬傷於寒，春必病温。此必然之道，可不審明之。傷寒之病，逐日淺深，以施方治。今世人傷寒，或始不早治，或治不對病，或日數久淹，困乃告醫。醫人又不依次第而治之，則不中病。皆宜臨時消息制方，無不效也。

又土地温涼，高下不同；物性剛柔，飡居亦易。是故黄帝興四方之問，岐伯舉四治之能，以訓後賢，開其未悟。臨病之工，宜須兩審也。

凡傷於寒，傳經則為病熱，熱雖甚，不死；若兩感於寒而病者，多死。

尺寸俱浮者，太陽受病也，當一二日發。以其脈上連風府，故頭項痛，腰脊强。

尺寸俱長者，陽明受病也，當二三日發。以其脈夾鼻絡於目，故身熱、汗出、目痛、鼻乾、不得卧。

尺寸俱弦者，少陽受病也，當三四日發。以其脈循脇絡於耳，故胸脇痛而耳聾。此三經受病，未入於府者，皆可汗而已。

尺寸俱沉濡者，太陰受病也，當四五日發。以其脈布胃中絡於嗌，故腹滿而嗌乾。

尺寸俱沉細者，少陰受病也，當五六日發。以其脈貫腎絡於肺，繫舌本，故口燥舌乾而渴。

尺寸俱弦微者，厥陰受病也，當六七日發。以其脈循陰器絡於肝，故煩滿而囊縮。此三經受病，已入於府者，皆可下而已。

傷寒傳經在太陽，脈浮而急數，發熱，無汗，煩躁，宜麻黄湯。

【麻黄湯方】

麻黃三兩（去節）　桂枝二兩（去皮）　甘草一兩（炙）　杏仁七十箇（去皮尖）

右四味，以水九升，先煮麻黃，減二升，去上沫，內諸藥，煮取二升半，去滓，温服八合，覆取微似汗，不須啜粥，餘如桂枝湯法將息。

傳陽明，脈大而數，發熱，汗出，口渴，舌燥，宜白虎湯。不差，與承氣湯。

【白虎湯方】

知母六兩　石膏一斤（碎，綿裹）　甘草二兩（炙）　粳米六合

右四味，以水一斗，煮米熟湯成，去滓，温服一升，日三服。

传少阳，脈弦而急，口苦咽乾，頭暈目眩，往來寒熱，熱多寒少，宜小柴胡湯。不差，與大柴胡湯。

【小柴胡湯方】

柴胡半斤　黃芩三兩　人參三兩　半夏半升（洗）　甘草三兩（炙）　生薑三兩（切）　大棗十二枚（擘）

右七味，以水一斗二升，煮取六升，去滓，再煎取三升，温服一升，日三服。

【大柴胡湯方】

柴胡半斤　黃芩三兩　芍藥三兩　半夏半升（洗）　生薑五兩（切）　枳實四枚（炙）　大棗十二枚（擘）　大黃二兩

右八味，以水一斗二升，煮取六升，去滓，再煎，温服二升，日三服。

傳太陰，脈濡而大，發熱，下利，口渴，腹中急痛，宜茯苓白术厚朴石膏黄芩甘草湯。

【茯苓白术厚朴石膏黄芩甘草湯方】

茯苓四兩 白术三兩 厚朴四兩 石膏半斤 黄芩三兩 甘草二兩（炙）

右六味，以水一斗，煮取五升，每服一升五合餘，日三服。

傳少陰，脈沉細而數，手足時厥時熱，咽中痛，小便難，宜附子細辛黄連黄芩湯。

【附子細辛黄連黄芩湯方】

附子大者一枚（炮，去皮，破八片） 細辛二兩 黄連四兩 黄芩二兩

右四味，以水六升，煮取三升，温服一升，日三服。

傳厥陰，脈沉弦而急，發熱時疏，心煩嘔逆，宜桂枝當歸湯。吐蚘者，宜烏梅丸。

【桂枝當歸湯方】

桂枝二兩 當歸三兩 半夏一升 芍藥三兩 黄蘗二兩 甘草二兩（炙）

右六味，以水七升，煮取四升，去滓，分温三服。

【烏梅丸方】

烏梅三百枚 細辛六兩 乾薑十兩 黄連十六兩 當歸四兩 附子六兩（炮，去皮） 蜀椒四兩（出

汗）桂枝六兩（去皮）人參六兩 黃檗六兩

右十味，異搗篩，合治之，以苦酒漬烏梅一宿，去核，蒸之五斗米下。飯熟，搗成泥，和藥令相得，内臼中，與蜜杵二千下，丸如梧桐子大，先食飲服十丸，日三服，稍加至二十丸。禁生冷、滑物、臭食等。

以上皆傳經脈證并治之正法也。若入府及藏，為傳經變病，治列後條。

若兩感於寒者，一日太陽受之，即與少陰俱病，則頭痛，口乾，煩滿而渴，脈時浮時沉，時數時細，大青龍湯加附子主之。

【大青龍加附子湯方】

麻黃六兩（去節）桂枝二兩（去皮）甘草二兩（炙）杏仁四十枚（去皮尖）生薑三兩（切）大棗十二枚（擘）石膏如雞子黃大（碎）附子一枚（炮，去皮，破八片）

右八味，以水九升，先煮麻黃，減二升，去上沫，内諸藥，煮取三升，去滓，温服一升，取微似汗，汗多者温粉粉之，一服汗，停後服；若復服，汗多亡陽，遂虛，惡風，煩躁不得眠也。

二日陽明受之，即與太陰俱病，則腹滿，身熱，不欲食，譫語，脈時高時卑，時强時弱，宜大黃石膏茯苓白术枳實甘草湯。

【大黃石膏茯苓白术枳實甘草湯方】

大黃四兩　石膏一斤　茯苓三兩　白术四兩　枳實三兩　甘草三兩（炙）

右六味，以水八升，煮取五升，温分三服。

三日少陽受之，即與厥陰俱病，則耳聾，囊縮而厥，水漿不入，脈乍弦乍急、乍細乍散，宜當歸附子湯。

【當歸附子湯方】

當歸四兩　附子大者一枚（炮，去皮，破八片）　人參三兩　黄連三兩　黄蘗三兩

右五味，以水六升，煮取三升，温服一升，日三服。

以上皆傳經變病，多不可治。不知人者，六日死。若三陰三陽、五藏六府皆受病，則榮衛不行、藏府不通而死矣。所謂兩感於寒不免於死者，其在斯乎！其在斯乎！

若不加異氣者，至七日太陽病衰，頭痛少愈也；八日陽明病衰，身熱少歇也；九日少陽病衰，耳聾微聞也；十日太陰病衰，腹減如故，則思飲食；十一日少陰病衰，渴止，舌乾已而嚏；十二日厥陰病衰，囊縱，少腹微下，大氣皆去，病人精神爽也。若過十三日以上，不間，尺寸陷者，大危。

若更感異氣，變為他病者，當依壞病證法而治之。若脈陰陽俱盛，重感於寒者，變成温瘧。陽脈浮滑，陰脈濡弱，更傷於風者，變為風温。陽脈洪數，陰脈實大，更遇

温熱者，變為温毒。温毒，病之最重者也。陽脈濡弱，陰脈弦緊，更遇温氣者，變為温疫。以此冬傷於寒，發為温病，脈之變證，方治如說。

凡人有疾，不時即治，隱忍冀差，以成痼疾，小兒、女子，益以滋甚。時氣不和，便當早言，尋其邪由，及在腠理，以時治之，罕有不愈者。患人忍之，數日乃說，邪氣入藏，則難為制。

凡作湯藥，不可避晨夕，覺病須臾，即宜便治，不等早晚，則易愈矣；如或差遲，病即傳變，雖欲除治，必難為力。服藥不如方法，縱意違師，不須治之。

凡傷寒之病，多從風寒得之，始表中風寒，入裏則不消矣，未有温覆而當不消散者。不在證治，擬欲攻之，猶當先解表，乃可下之。若表未解，而内不消，非大滿，猶有寒熱，則不可下；若表已解，而内不消，大滿，大實，腹堅，中有燥屎，自可下之。雖四五日，數下之，不能為禍也。若不宜下，而便攻之，則内虛熱入，協熱遂利，煩躁諸變，不可勝數，輕者因篤，重者必死矣。

夫陽盛陰虛，汗之則死，下之則愈；陽虛陰盛，汗之則愈，下之則死。如是，則神丹安可以誤發，甘遂何可以妄攻？虛盛之治，相背千里，吉凶之機，應若影響，豈容易哉！況桂枝下咽，陽盛即斃；承氣入胃，陰盛以亡。死生之要，在乎須臾，視身之盡，不暇計日。此陰陽虛實之交錯，其候至微，發汗吐下之相反，其禍至速。而醫術淺狹，懵然不知病源，為治乃誤，使病者殞殁，自謂其分，至令冤魂塞於冥路，死屍盈於曠野，仁者鑒此，豈不痛歟！

凡兩感病俱作，治有先後，發表攻裏，本自不同，而執迷用意者，乃云神丹、甘遂合而飲之，且解其表，又除其裏，言巧似是，其理實違。夫智者之舉錯也，常審以慎；愚者之動作也，必果而速。安危之辨，豈可詭哉？世上之士，但務彼翕習之榮，而莫見此傾危之敗，惟明者居然，能護其本，近取諸身，夫何遠焉？

凡發汗，温煖湯藥，其方雖言日三服，若病劇不解，當促其間，可半日中盡三服。若與病相阻，即便有所覺，病重者，一日一夜，當晬時觀之。如服一劑，病證猶在，故當復作本湯服之。至有不能汗出，服三劑乃解；若汗不出者，死病也。

凡得時氣病，至五六日，而渴欲飲水，飲不能多，不當與也。何者？以腹中熱尚少，不能消之，便更與人，作病也。至七八日，大渴欲飲水者，猶當依證而與之，與之時常令不足，勿極意也，言能飲一斗，與五升。若飲而腹滿，小便不利，若喘若噦，不可與之也。忽然大汗出，是為自愈也。

凡得病，反能飲水，此為欲愈之病。其不曉病者，但聞病欲飲水者自愈。小渴者，乃强與飲之，因成其禍，不可復救也。

凡得病厥，脈動數，服湯更遲，脈浮大減小，初躁後静，此皆愈證也。

凡治温病，可刺五十九穴。又身之穴，三百六十有五，其三十穴灸之有害，七十九穴刺之為災，并中髓也。

脈四損，三日死。平人一息，病人脈一至，名曰四損。

脈五損，一日死。平人二息，病人脈一至，名曰五損。

脈六損，一時死。平人三息，病人脈一至，名曰六損。

四損經氣絶，五損府氣絶，六損藏氣絶。真氣不行於經，曰經氣絶；不行於府，曰府氣絶；不行於藏，曰藏氣絶。經氣絶則四肢不舉，府氣絶則不省人事，藏氣絶則一身盡冷。

脈盛身寒，得之傷寒；脈虚身熱，得之傷暑。脈陰陽俱盛，大汗出，下之不解者死；脈陰陽俱虚，熱不止者死。脈至乍數乍疏者死；脈至如轉索，按之不易，其日死；讝言妄語，身微熱，脈浮大，手足温者生；逆冷，脈沉細者，不過一日死矣。此以前是傷寒熱病證候也。

脈濡而弱，弱反在關，濡反在巔。微反在上，濇反在下。微則陽氣不足，濇則無血。陽氣反微，中風汗出，而反躁煩；濇則無血，厥而且寒，陽厥發汗，躁不得眠。陽微則不可下，下之則心下痞鞕。

動氣在右，不可發汗，發汗則衄而渴，心苦煩，飲水即吐。

動氣在左，不可發汗，發汗則頭眩，汗不止則筋惕肉瞤。

動氣在上，不可發汗，發汗則氣上衝，止於心下。

動氣在下，不可發汗，發汗則無汗可發，心中大煩，骨節疼痛，目眩惡寒，食則吐穀，氣不得前。

咽中閉塞，不可發汗，發汗則吐血，氣微欲絶，手足厥冷，欲得蜷臥，不能自温。

諸脈得數動微弱者，不可發汗，發汗則大便難，腹中乾，胃燥而煩，其形相象，根本異源。

脈微而弱，弱反在關，濡反在巔。弦反在上，微反在下。弦為陽運，微為陰寒。上實下虛，意欲得温。微弦為虛，不可發汗，發汗則寒慄，不能自還。

欬而發汗，其欬必劇，數吐涎沫，咽中必乾，小便不利，心中飢煩，晬時而發，其形似瘧，有寒無熱，虛而寒慄，踡而苦滿，腹中復堅，命將難全。

厥逆脈緊，不可發汗，發汗則聲亂、咽嘶、舌萎，聲不得前。

諸逆發汗，病微者難差，劇者必死。

凡發汗，欲令遍身漐漐微似汗，不可令如水流漓。若病不解，當重發汗。若汗多者，不得重發汗，亡陽故也。

凡服湯發汗，中病便止，不必盡劑。

諸四逆厥者，不可吐之；虛家亦然。

凡病胸上諸實，胸中鬱鬱而痛，不能食，欲使人按之，而反有涎唾，下利十餘行，其脈反濇，寸口脈微滑，此可吐之，吐之利則止。

宿食在上脘者，當吐之。

動氣在右，不可下之，下之則津液內竭，咽燥鼻乾，頭眩心悸也。

動氣在左，不可下之，下之則腹內拘急，食飲不下，動氣更劇，雖有身熱，臥則欲蜷。

動氣在上，不可下之，下之則掌中熱煩，身上浮冷，熱汗自泄，欲得水自灌。

動氣在下，不可下之，下之則腹脹滿，卒起頭眩，食則下利清穀，心下痞。

咽中閉塞，不可下之，下之則上輕下重，水漿不得下，臥則欲蜷，身急痛，下利日數十行。

諸外實者，不可下之，下之則發微熱，若亡脈厥者，當齊握熱。

諸虛者，不可下之，下之則大渴，求水者易愈，惡水者劇。

脈濡而弱，弱反在關，濡反在巔。弦反在上，微反在下。弦為陽運，微為陰寒。上實下虛，意欲得溫。微弦為虛，虛者不可下也。微弦為欬，欬則吐涎，下之則欬止而利因不休，利不休則胸中如蟲齧，粥入則出，小便不利，兩脇拘急，喘息為難，頸背相引，臂則不仁，極寒反汗出，身冷若冰，眼睛不慧，語言不休，而穀氣多入，此為除中，口雖欲言，舌不得前。

脈濡而弱，弱反在關，濡反在巔。浮反在上，數反在下。浮為陽虛，數為無血。浮為虛，數生熱。浮為虛，自汗出而惡寒，振而寒慄，微弱在關，胸下為急，喘汗而不得呼吸；數為痛，呼吸之中痛在於脇，振寒相搏，形如瘧狀，醫反下之，故令脈數發熱，狂走見鬼，心下為痞，小便淋漓，少腹甚鞕，小便尿血也。

脈濡而緊，濡則衛氣微，緊則榮中寒。陽微衛中風，發熱而惡寒；榮緊胃氣冷，微嘔心內煩。醫謂有大熱，解肌而發汗，亡陽虛煩躁，心下苦痞堅，表裏俱虛竭，卒起而頭眩，客熱在皮膚，悵怏不得眠。不知胃氣冷，緊寒在關元，技巧無所施，汲水灌其身，客熱應時罷，慄慄而振寒，重被而覆之，汗出而冒巔，體惕而又振，小便為微難。寒氣因水發，清穀不容間，嘔變反腸出，顛倒不得安，手足為微逆，身冷而內煩，遲欲從後救，安可復追還。

脈浮而緊，浮則為風，緊則為寒。風則傷衛，寒則傷榮，榮衛俱病，骨節煩疼，當發其汗，而不可下也。

脈浮而大，心下反鞕，有熱。屬藏者，攻之，不令發汗；屬府者，不令溲數。溲數則大便鞕，汗多則熱甚。脈遲者，尚未可攻也。

傷寒，脈陰陽俱緊，惡寒發熱，則脈欲厥。厥者，脈初來大，漸漸小，更來漸大，是其候也。如此者惡寒，甚者，翕翕汗出，喉中痛，若熱多者，目赤脈多，睛不慧，醫復發之，咽中則傷；若復下之，則兩目閉，寒多便清穀，熱多便膿血；若熏之，則身發黃；若熨之，則咽燥。若小便利者，可救之；若小便難者，危殆也。

傷寒發熱，口中勃勃氣出，頭痛目黃，衄不可制，陰陽俱虛，貪水者必嘔，惡水者厥。若下之，則咽中生瘡，假令手足温者，必下重便膿血。頭痛目黃者，下之則目閉。貪水者，下之則脈厥，其聲嚶嚶，咽喉塞；汗之則戰慄。惡水者，下之則裏冷，不嗜食，大便完穀出，汗之則口中傷，舌上白胎，煩躁，脈反數，不大便六七日，後必便血，小便不利也。

凡服下湯，得利便止，不必盡劑。

此以前是汗吐下三法之大要也，若能於此例之外，更神而明之，斯道其庶幾乎！

雜病例

問曰：上工治未病，何也？師曰：夫治未病者，見肝之病，知肝傳脾，當先實脾。四季脾旺不受邪，即勿補之。中工不曉相傳，見肝之病，不解實脾，惟治肝也。夫肝之病，補用酸，助用焦苦，益用甘味之藥調之。酸入肝，焦苦入心，甘入脾。脾能傷腎，腎氣微弱則水不行，水不行則心火氣盛，心火氣盛則傷肺，肺被傷則金氣不行，金氣不行則肝氣盛，肝必自愈，此治肝補脾之要妙也。肝虛則用此法，實則不可用之。經曰：『勿虛虛，勿實實，補不足，損有餘。』是其義也。餘藏準此。

夫人秉五常，因風氣而生長。風氣雖能生萬物，亦能害萬物，如水能浮舟，亦能覆舟。若五藏元真通暢，人即安和。客氣邪風，中人多死，千般疢難，不越三條：一者，經絡受邪，入於藏府，為內所因也；二者，四肢九竅，血脈相傳，壅塞不通，為外皮膚所中也；三者，房室、金刃、蟲獸所傷。以此詳之，病由多盡。若人能養慎，不令邪風干忤經絡，適中經絡，未流傳藏府，即醫治之；四肢纔覺重滯，即導引、吐納、鍼灸、膏摩，勿令九竅閉塞；更能無犯王法，禽獸災傷，房室勿令竭乏，服食節其冷熱苦酸辛甘，不遺形體有衰，病則無由入其腠理。腠者，是三焦通會元真之處，為血氣所注；理者，是皮膚藏府之文理也。

問曰：病人有氣色見於面部，願聞其說。師曰：鼻頭色青，腹中痛，苦冷者死；鼻頭色微黑者，有水氣；色黃者，胸上有寒；色白者，亡血也。設微赤非時者，死。其目正圓者痙，不治。又色青為痛，色黑為勞，色赤為風，色黃者便難，色鮮明者有留飲。

師曰：語聲寂寂然喜驚呼者，骨節間病；語聲喑喑然不徹者，心膈間病；語聲啾啾然細而長者，頭中病。

師曰：息搖肩者，心中堅；息引胸中上氣者，欬；息張口短氣者，肺痿唾沫。

師曰：吸而微數者，其病在中焦，實也，下之則愈；虛者不治。在上焦者，其吸促；在下焦者，其吸遠。此皆難治。呼吸動搖振振者，不可治也。

師曰：寸口脈動者，因其王時而動。假令肝王色青，四時皆隨其色，肝色青而反色白，非其時，色脈皆當病。

問曰：有未至而至，有至而不至，有至而不去，有至而太過，何謂也？師曰：冬至之後，甲子夜半少陽起，少陽之時，陽始生，天得溫和。以未得甲子，天因溫和，此未至而至也；以得甲子，而天猶未溫和，為至而不至也；以得甲子，而天大寒不解，此為至而不去也；以得甲子，而天溫如盛夏五六月時，此為至而太過也。

問曰：經云『厥陽獨行』，何謂也？師曰：此為有陽無陰，故稱厥陽。

問曰：寸脈沉大而滑，沉則為實，滑則為氣，實氣相搏，血氣入藏即死，入府即愈，此為卒厥，何謂也？師曰：唇口青，身冷，為入藏，即死；如身和汗自出，為入府，即愈。

問曰：脈脱，入藏即死，入府即愈，何謂也？師曰：非為一病，百病皆然。譬如浸淫瘡，從口起流向四肢者，可治；從四肢流來入口者，不可治。病在外者可治，入裏者即死。

問曰：陽病十八，何謂也？師曰：頭痛，項、腰、脊、臂、脚掣痛。陰病十八，何謂也？師曰：欬，上氣，喘，噦，咽痛，腸鳴，脹滿，心痛，拘急。五藏病各有十八，合為九十病；六府病各有十八，合為一百八病。五勞、七傷、六極、婦人三十六病，不在其中。清邪居上，濁邪居下；大邪中表，小邪中裏。槃飪之邪，從口入者，宿食也。

問曰：病有急當救裏、救表者，何謂也？師曰：病，醫下之，續得下利清穀不止，身體疼痛者，急當救裏；後身疼痛，清便自調者，急當救表也。

夫病痼疾，加以卒病，當先治其卒病，後乃治其痼疾也。

師曰：五藏病各有所得者，愈；五藏病各有所惡，各隨其所不喜，為病。如病者素不喜食，而反暴思之，必發熱也。

夫病在諸藏，欲攻，當隨其所得而攻之。如渴者，與豬苓湯。餘倣此。

夫病者手足寒，上氣脚縮，此六府之氣絶於外也。下利不禁，手足不仁者，此五藏之氣絶於内也。内外氣絶者，死，不治。

師曰：熱在上焦者，因欬為肺痿；熱在中焦者，為腹堅；熱在下焦者，則尿血，或為淋閟不通。大腸有寒者，多鶩溏；有熱者，便腸垢。小腸有寒者，其人下重便膿血；有熱者，必痔。

問曰：三焦竭，何謂也？師曰：上焦受中焦之氣，中焦未和，不能消穀，故上焦竭者，必善噫；下焦承中焦之氣，中氣未和，穀氣不行，故下焦竭者，必遺溺失便。

問曰：病有積，有聚，有槃氣，何謂也？師曰：積者，藏病也，終不移處；聚者，府病也，發作有時，轉展移痛；槃氣者，脇下痛，按之則愈，愈而復發，為槃氣。諸積之脈，沉細附骨。在寸口，積在胸中；微出寸口，積在喉中；在關者，積在臍旁；上關上，積在心下；微下關，積在少腹；尺中，積在氣衝。脈出左，積在左；脈出右，積在右；脈左右俱出，積在中央。各以其部處之。

温病脈證并治

温病有三：曰春温、曰秋温、曰冬温，此皆發於伏氣。夏則病暑，而不病温。

冬傷於寒，其氣伏於少陰，至春發為温病，名曰春温。

夏傷於溼，其氣伏於太陰，至秋燥乃大行，發為温病，名曰秋温。

氣不當至而至，初冬乃大寒，燥以内收，其氣伏於厥陰，冬至後，天應寒而反温，發為温病，名曰冬温。春秋病温，此其常；冬時病温，此其變。冬時應寒而反大温，此非其時而蓄其氣，及時不病，至春乃發，名曰大温。此由冬不藏精，氣失其正，春時陽氣外發，二氣相搏，為病則重。醫又不曉病源，為治乃誤。屍氣流傳，遂以成疫。

病春温，其氣在上，頭痛，咽乾，發熱，目眩，甚則讝語，脈弦而急，小柴胡加黄連牡丹湯主之。

【小柴胡加黄連牡丹湯方】

柴胡半斤　黄芩三兩　人參三兩　栝樓根四兩　黄連三兩　牡丹皮四兩　甘草三兩（炙）　生薑三兩

大棗十二枚（擘）

右九味，以水一斗二升，煮取三升，去滓，温服一升，日三服。

病秋温，其氣在中，發熱口渴，腹中熱痛。下利便膿血，脈大而短濇，地黃知母黃連阿膠湯主之；不便膿血者，白虎湯主之。

【地黃知母黃連阿膠湯方】

地黃八兩　知母四兩　黃連三兩　阿膠二兩

右四味，以水一斗，先煮三味，取三升，去滓，内膠烊消，温服一升，日三服。

【白虎湯方】

知母六兩　石膏一斤（碎，綿裹）　甘草二兩（炙）　粳米六合

右四味，以水一斗，煮米熟湯成，去滓，温服一升，日三服。

病冬温，其氣在下，發熱，腹痛引少腹，夜半咽中乾痛，脈沉實，時而大數，石膏黃連黃芩甘草湯主之；不大便六七日者，大黃黃芩地黃牡丹湯主之。

【石膏黃連黃芩甘草湯方】

石膏半斤（碎，綿裹）　黃連三兩　黃芩四兩　甘草二兩

右四味，以水一斗，煮取三升，温服一升，日三服。

【大黃黃芩地黃牡丹湯方】

大黃四兩　黃芩三兩　地黃四兩　牡丹皮三兩

右四味，以水一斗二升，煮取二升，去滓，分溫二服。大便利，止後服。

病溫，頭痛，面赤，發熱，手足拘急，脈浮弦而數，名曰風溫，黃連黃芩梔子牡丹芍藥湯主之。

【黃連黃芩梔子牡丹芍藥湯方】

黃連三兩　黃芩三兩　梔子十四枚（擘）　牡丹三兩　芍藥三兩

右五味，以水六升，煮取三升，去滓，溫服一升，日三服。

病溫，其人素有溼，發熱，脣焦，下利，腹中熱痛，脈大而數，名曰溼溫，豬苓加黃連牡丹湯主之。

【豬苓加黃連牡丹湯方】

豬苓一兩　茯苓一兩　阿膠一兩　澤瀉一兩　滑石一兩　黃連一兩　牡丹一兩

右七味，以水四升，先煮六味，取二升，去滓，內膠烊消，分溫再服。

病溫，舌赤，咽乾，心中煩熱，脈急數，上寸口者，溫邪干心也，黃連黃芩阿膠甘草湯主之。

【黄連黄芩阿膠甘草湯方】

黄連一兩　黄芩一兩　阿膠一兩　甘草一兩

右四味，以水一斗，先煮三味，取四升，去滓，内膠烊消，分温三服。

病温，口渴，欬嗽，衄不止，脈浮而數大，此温邪乘肺也，黄芩石膏杏子甘草湯主之。

【黄芩石膏杏子甘草湯方】

黄芩三兩　石膏半斤（碎）　杏仁十四枚（去皮尖）　甘草一兩（炙）

右四味，以水五升，煮取三升，去滓，温服一升，日三服。

病温，發熱，腰以下有水氣，甚則少腹熱痛，小便赤數，脈急而數、下尺中者，此温邪移腎也。地黄黄蘗秦皮茯苓澤瀉湯主之。

【地黄黄蘗秦皮茯苓澤瀉湯方】

地黄六兩　黄蘗三兩　秦皮二兩　茯苓三兩　澤瀉一兩

右五味，以水八升，煮取三升，去滓，温服一升，日三服。

病大温，發熱，頭暈，目眩，齒枯，脣焦，讝語，不省人事，面色乍青乍赤，脈急大而數者，大黄香蒲湯主之；若喉閉，難下咽者，鍼少商令出血；若脈乍疏乍數，目内陷者，死。

【大黄香蒲湯方】

大黄四兩　香蒲一兩　黄連三兩　地黄半斤　牡丹皮六兩

右五味，以水一斗，煮取六升，去滓，温服二升，日三服。

温病，下之大便溏，當自愈；若下之利不止者，必腹滿，宜茯苓白术甘草湯。

【茯苓白术甘草湯方】

茯苓四兩　白术三兩　甘草一兩（炙）

右三味，以水八升，煮取三升，去滓，温服一升，日三服。

風温者，因其人素有熱，更傷於風而為病也，脈浮弦而數。若頭不痛者，桂枝去桂加黄芩牡丹湯主之；若伏氣病温，誤發其汗，則大熱煩冤，脣焦，目赤，或衄，或吐，耳聾，脈大而數者，宜白虎湯；大實者，宜承氣輩；若至十餘日，則入於裏，宜黄連阿膠湯。何以知其入裏？以脈沉而數，心煩不卧，故知之也。

【桂枝去桂加黄芩牡丹湯方】

芍藥三兩　甘草二兩（炙）　生薑三兩（切）　大棗十二枚（擘）　黄芩三兩　牡丹皮三兩

右六味，以水八升，煮取三升，去滓。温服一升，日三服。

【黄連阿膠湯方】

黃連四兩 黃芩二兩 芍藥二兩 阿膠三兩 雞子黃二枚

右五味，以水六升，先煮三物，取二升，去滓，內膠烊，小冷；內雞子黃，攪令相得，溫服七合，日三服。

病溫，治不得法，留久移於三焦。其在上焦，則舌謇，神昏，宜梔子湯；其在中焦，則腹痛而利，利後腹痛，脣口乾燥，宜白虎加地黃湯；其在下焦，從腰以下熱，齒黑，咽乾，宜百合地黃牡丹半夏茯苓湯。

【梔子湯方】

梔子十六枚（擘） 黃芩三兩 半夏半斤 甘草二兩

右四味，以水四升，先煮梔子，取二升半，去滓，內三味，煮取一升，去滓，分溫再服。

【白虎加地黃湯方】

知母六兩 石膏一斤（碎，綿裹） 甘草二兩（炙） 粳米六合 地黃六兩

右五味，以水一斗，煮米熟湯成，去滓，溫服一升，日三服。

【百合地黃牡丹半夏茯苓湯方】

百合七枚（擘） 地黃汁一升 牡丹皮六兩 半夏一升 茯苓四兩

右五味，先以水洗百合，漬一宿，當白沫出，去其水，别以水二升，煮取一升，去滓；别以泉水四升，煮三味，取二升，去滓；内地黄汁與百合汁，更上火令沸。温服一升，日三服。

傷寒雜病論　卷五

傷暑病脈證并治

傷暑，肺先受之，肺為氣府，暑傷元氣，寸口脈弱，口渴，汗出，神昏，氣短，竹葉石膏湯主之。

【竹葉石膏湯方】

竹葉兩把　粳米半升　半夏半斤（洗）　石膏一斤　人參三兩　麥門冬一升　甘草二兩（炙）

右七味，以水一斗，先煮六味，取六升，去滓，内粳米，煮取米熟湯成，温服一升，日三服。

傷暑，發熱，汗出，口渴，脈浮而大，名曰中暍，白虎加人參黃連阿膠湯主之。

【白虎加人參黃連阿膠湯方】

知母六兩　石膏一斤（碎，綿裹）　甘草二兩（炙）　粳米六合　人參三兩　黃連三兩　阿膠二兩

右七味，以水一斗，先煮六味，米熟湯成，去滓，内膠烊消，温服一升，日三服。

傷暑，汗出已，發熱，煩躁，聲嘶，脈反浮數者，此為肺液傷，百合地黃加牡蠣湯主之。

【百合地黄加牡蠣湯方】

百合七枚　地黄汁一升　牡蠣二兩

右三味，先以水洗百合，漬一宿，當白沫出，去其水，另以泉水二升，煮二味，取一升，去滓，内地黄汁，煮取一升五合，分温再服。

傷暑，心下有水氣，汗出，欬嗽，渴欲飲水，水入則吐，脈弱而滑，栝樓茯苓湯主之。

【栝樓茯苓湯方】

栝樓大者一枚（共皮子擣）　茯苓三兩　半夏三兩（洗）　黄連二兩　甘草一兩（炙）

右五味，以水五升，煮取二升，温服一升，日再服。

傷暑，發熱，無汗，水行皮中故也，脈必浮而滑，先以熱水灌之，令汗出，後以竹茹半夏湯與之。

【竹茹半夏湯方】

竹茹二兩　栝樓根二兩　茯苓三兩　半夏半升

右四味，以水五升，煮取三升，分温三服。

太陽中熱者，暍是也，其人汗出，惡寒，身熱而渴，白虎加人參湯主之。

【白虎加人參湯方】

知母六兩 石膏一斤（碎，綿裹） 甘草二兩（炙） 粳米六合 人參三兩

右五味，以水一斗，煮米熟湯成，去滓，温服一升，日三服。

太陽中暍，身熱，疼重，而脈微弱者，以夏月傷冷水，水行皮中所致也，豬苓加人參湯主之，一物瓜蔕湯亦主之。

【豬苓加人參湯方】

豬苓一兩 茯苓一兩 滑石一兩 澤瀉一兩 阿膠一兩 人參三兩

右六味，以水四升，先煮五味，取二升，内阿膠烊消，温服七合，日三服。

【一物瓜蔕湯方】

瓜蔕二十箇

右剉，以水一升，煮取五合，去滓，頓服。

凡病暑者，當汗出。不汗出者，必發熱。發熱者，必不汗出也。不可發汗，發汗則發熱，煩躁，失聲，此為肺液枯。息高氣賁者，不治。

傷暑，夜卧不安，煩躁，譫語，舌赤，脈數，此為暑邪干心也，黄連半夏石膏甘草湯主之。

【黄連半夏石膏甘草湯方】

黄連三兩　半夏半升　石膏一斤（碎，綿裹）甘草二兩（炙）

右四味，以水五升，煮取三升，去滓，温服一升，日三服。

太陽中暍，發熱，惡寒，身重疼痛，其脈弦細芤遲，小便已，灑灑然毛聳，手足厥冷；小有勞身即熱，口開，前板齒燥。若發汗，則惡寒甚；加温鍼，則發熱甚；數下之，則淋甚。白虎加桂枝人參芍藥湯主之。

【白虎加桂枝人參芍藥湯方】

知母六兩　石膏一斤（碎，綿裹）甘草二兩（炙）粳米六合　桂枝一兩　人參三兩　芍藥二兩

右七味，以水一斗，煮米熟湯成，温服一升，日三服。

傷暑，脈弱，口渴，大汗出，頭暈者，人參石膏湯主之。

【人參石膏湯方】

人參三兩　石膏一斤（碎，綿裹）竹葉一把　黄連一兩　半夏半升（洗）

右五味，以水六升，煮取三升，去滓，温服一升，日三服。

傷暑者，頭不痛，頭痛者風也，頭重者溼也。

熱病脈證并治

熱之為病，有外至，有内生。外至可移，内有定處，不循經序，舍於所合，與温相似，根本異源。傳經化熱，伏氣變温，醫多不曉，認為一體，如此殺人，莫可窮極。為子條記，傳與後賢。

熱病，面赤，口爛，心中痛，欲嘔，脈洪而數，此熱邪干心也，黄連黄芩瀉心湯主之。

【黄連黄芩瀉心湯方】

黄連三兩　黄芩二兩

右二味，以水二升，煮取一升，分温再服。

熱病，身熱，左脇痛，甚則狂言亂語，脈弦而數，此熱邪乘肝也，黄連黄芩半夏豬膽汁湯主之。

【黄連黄芩半夏豬膽汁湯方】

黄連二兩　黄芩三兩　半夏一升　豬膽大者一枚（取汁）

右四味，以水六升，先煮三物，取三升，去滓，内膽汁和合，令相得，分温再服。

熱病，腹中痛，不可按，體重，不能俯仰，大便難，脈數而大，此熱邪乘脾也，大黄厚朴甘草湯主之。

【大黄厚朴甘草湯方】

大黄四兩　厚朴六兩　甘草三兩

右三味，以水五升，煮取二升，温服一升，得大便利，勿再服。

熱病，口渴，喘，嗽，痛引胸中，不得太息，脈短而數，此熱邪乘肺也，黄連石膏半夏甘草湯主之。

【黄連石膏半夏甘草湯方】

黄連一兩　石膏一斤（綿裹）　半夏半升（洗）　甘草三兩

右四味，以水六升，煮取三升，去滓，温服一升，日三服。

熱病，咽中乾，腰痛，足下熱，脈沉而數，此熱邪移腎也，地黄黄檗黄連半夏湯主之。

【地黄黄檗黄連半夏湯方】

地黄半斤　黄檗六兩　黄連三兩　半夏一升（洗）

右四味，以水八升，煮取三升，去滓，温服一升，日三服。

溼病脈證并治

溼氣為病，内外上下，四處流行，隨邪變化，各具病形，按法診治，勿失紀綱。

溼氣在上，中於霧露，頭痛，項强，兩額疼痛，脈浮而濇，黄耆桂枝茯苓細辛湯主之。

【黄耆桂枝茯苓細辛湯方】

黄耆三兩　桂枝二兩　茯苓三兩　細辛一兩

右四味，以水五升，煮取三升，去滓，温服一升，日三服。

溼氣在下，中於水冷，從腰以下重，兩足腫，脈沉而濇，桂枝茯苓白术細辛湯主之。

【桂枝茯苓白术細辛湯方】

桂枝三兩　茯苓四兩　白术三兩　細辛二兩

右四味，以水六升，煮取二升，去滓，温服一升，日再服。

溼氣在外，因風相搏，流於經絡，骨節煩疼，卧不欲食，脈浮緩，按之濇，桂枝湯微發其汗，令風溼俱去；若惡寒，身體疼痛，四肢不仁，脈浮而細緊，此為寒氣，并桂枝麻黄各半湯主之。

【桂枝湯方】

桂枝三兩（去皮）芍藥三兩　甘草二兩（炙）生薑三兩（切）大棗十二枚（擘）

右五味，㕮咀，以水七升，微火煮取三升，去滓，適寒温，服一升。服已須臾，歠熱稀粥一升餘，以助藥力，温覆令一時許，徧身漐漐微似有汗者益佳，不可令如水流漓，病必不除。若一服汗出病差，停後服，不必盡劑。若不汗，更服依前法。又不汗，後服小促其間，半日許，令三服盡。若病重者，一日一夜服，周時觀之。服一劑盡，病證猶在者，更作服。若汗不出，乃服至二三劑。禁生冷、粘滑、肉麪、五辛、酒酪、臭惡等物。

【麻黄湯方】

麻黄三兩（去節）桂枝三兩（去皮）甘草一兩（炙）杏仁七十枚（去皮尖）

右四味，以水九升，先煮麻黄減二升，去上沫，納諸藥，煮取二升半，去滓，温服八合，覆取微似汗，不須啜粥，餘如桂枝湯法將息。

【桂枝麻黄各半湯方】

即桂枝湯三合，麻黄湯三合，并為六合，頓服之，將息如桂枝湯法。

溼氣在内，與脾相搏，發為中滿，胃寒相將，變為泄瀉。中滿宜白术茯苓厚朴湯；泄瀉宜理中湯；若上干肺，發為肺寒，宜小青龍湯；下移腎，發為淋漓，宜五苓散；流於肌肉，發為黄腫，宜麻黄茯苓湯；若流於經絡，與熱氣相乘，則發癰膿；脾胃素寒，與溼久留，發為水飲，與燥相搏，發為痰飲，治屬飲家。

【白术茯苓厚朴湯方】

白术三兩 茯苓四兩 厚朴二兩（去皮，炙）

右三味，以水五升，煮取一升五合，去滓，分温再服。

【麻黄茯苓湯方】

麻黄二兩（去節） 茯苓三兩 白术三兩 防己一兩 赤小豆一升

右五味，以水七升，先煮麻黄再沸，去上沫，内諸藥，煮取三升，去滓，温服一升，日三服。

【理中湯方】

人參三兩 白术三兩 甘草三兩 乾薑三兩

右四味，以水八升，煮取三升，去滓，温服一升，日三服。

【小青龍湯方】

麻黄三兩（去節） 芍藥三兩 細辛三兩 桂枝三兩 乾薑三兩 甘草三兩 五味子半升 半夏半升（洗）

右八味，以水一斗，先煮麻黄，減二升，去上沫，内諸藥，煮取三升，去滓，温服一升，日三服。

【五苓散方】

豬苓十八銖（去皮） 澤瀉一兩六銖 白术十八銖 茯苓十八銖 桂枝半兩

右五味，搗為散，以白飲和服方寸匕，日三服，多飲煖水，汗出愈。如法將息。

太陽病，關節疼痛而煩，脈沉而細者，此名溼痹。溼痹之候，其人小便不利，大便反快，但當利其小便。

溼家之為病，一身盡疼，發熱，身色如熏黃。

溼家，其人但頭汗出，背強，欲得被覆向火，若下之早，則噦，胸滿，小便不利，舌上滑苔者，以丹田有熱，胸中有寒，渴欲得水，而不能飲，口燥煩也。

溼家下之，額上汗出，微喘，小便利者，死；若下利不止者，亦死。

問曰：風溼相搏，一身盡疼，法當汗出而解，值天陰雨不止，醫云此可發汗，汗之病不愈者，何也？師曰：發其汗，汗大出者，但風氣去，溼氣在，是故不愈也。若治風溼者，發其汗，但微微似欲出汗者，風溼俱去也。

溼家，病身上疼痛，發熱，面黃而喘，頭痛，鼻塞而煩，其脈大，自能飲食，腹中和無病，病在頭中寒溼，故鼻塞，內藥鼻中則愈。

【鼻塞方】

蒲灰　細辛　皂莢　麻黃

右四味，等分為末，調和，內鼻中少許，嚏則愈。

溼家，身煩疼，可與麻黃加朮湯發其汗為宜，慎不可以火攻之。

【麻黄加术湯方】

麻黄三兩（去節）桂枝二兩（去皮）甘草一兩（炙）白术四兩　杏仁七十箇（去皮尖）

右五味，以水九升，先煮麻黄，減二升，去上沫，内諸藥，煮取二升半，去滓，温服八合，覆取微汗，不得汗再服，得汗停後服。

病者一身盡疼，發熱，日晡所劇者，此名風溼。此病傷於汗出當風，或久傷取冷所致也，可與麻黄杏仁薏苡甘草湯。

【麻黄杏仁薏苡甘草湯方】

麻黄半兩　杏仁十枚（去皮尖）薏苡半兩　甘草一兩（炙）

右四味，剉麻豆大，每服四錢匕，水一升半，煎取八分，去滓，温服。有微汗，避風。

風溼，脈浮，身重，汗出，惡風者，防己黄耆湯主之。

【防己黄耆湯方】

防己一兩　甘草半兩（炙）白术十八銖　黄耆一兩

右四味，剉如麻豆大，每抄五錢匕，生薑一分切，大棗一枚擘，水一升半，煎八分，去滓，温服。喘者，加麻黄半兩；胃中不和者，加芍藥三分；氣上衝者，加桂枝三分；下有陳寒者，加細辛三分。服後當如蟲行皮中，從腰下如冰，後坐被上，又以一被繞腰下，温令有微汗，差。

傷寒八九日，風溼相搏，不能自轉側，不嘔，不渴，脈浮虛而濇者，桂枝附子湯主之；若大便堅，小便自利者，白术附子湯主之。

【桂枝附子湯方】

桂枝四兩（去皮） 附子二枚（炮） 甘草二兩（炙） 生薑三兩（切） 大棗十二枚（擘）

右五味，以水六升，煮取二升，去滓，分温三服。

【白术附子湯方】

白术一兩 附子一枚（炮） 甘草二兩（炙） 生薑一兩半 大棗六枚

右五味，以水三升，煮取一升，去滓，分温三服。一覺身痹，半日後再服，三服都盡，其人如冒狀，勿怪，即术附並走皮中，逐水氣，未得除耳。

風溼相搏，骨節疼煩，掣痛，不得屈伸，近之則痛劇，汗出，短氣，小便不利，惡風，不欲去衣，或身微腫者，甘草附子湯主之。

【甘草附子湯方】

甘草二兩（炙） 附子二枚（炮，去皮） 白术二兩 桂枝四兩

右四味，以水六升，煮取三升，去滓，温服一升，日三服。初服得微汗則解。能食，汗出，復煩者，服五合。恐一升多者，服六七合為佳。

傷燥脈證并治

傷燥，肺先受之，出則大腸受之，移傳五藏，病各異形，分別診治，消息脈經。

燥病，口渴，咽乾，喘，欬，胸滿痛，甚則唾血，脈浮短而急，此燥邪干肺也，柏葉石膏杏子甘草湯主之。若移於大腸，必大便難，口渴，欲飲熱，脈急大，在下者，麻仁白蜜煎主之。

【柏葉石膏杏子甘草湯方】

柏葉三兩 石膏半斤 杏仁二十枚（去皮尖） 甘草二兩

右四味，以水五升，煮取三升，去滓，溫服一升，日三服。

【麻仁白蜜煎方】

麻仁一升 白蜜六合

右二味，以水四升，先煮麻仁，取一升五合，去滓，內蜜，微沸，和合，令小冷，頓服之。

燥病，口爛，熱氣上逆，胸中痛，脈大而濇，此燥邪乘心也，梔子連翹甘草栝樓湯主之。

【梔子連翹甘草栝樓湯方】

梔子十四枚（擘） 連翹二兩 甘草二兩 栝樓根四兩

右四味，以水七升，煮取三升，去滓，温服一升，日三服。

燥病，目赤，口苦，咽乾，脇下痛，脈弦而數，此燥邪乘肝也，黄芩牡丹栝樓半夏枳實湯主之。

【黄芩牡丹栝樓半夏枳實湯方】

黄芩三兩 牡丹皮二兩 半夏半升（洗） 枳實二兩 栝樓實大者一枚（搗）

右五味，以水五升，煮取三升，去滓，温服一升，日三服。

燥病，色黄，腹中痛不可按，大便難，脈數而滑，此燥邪乘脾也，白虎湯主之。

【白虎湯方】

知母六兩 石膏一斤（碎，綿裹） 甘草二兩（炙） 粳米六合

右四味，以水一斗，煮米熟湯成，去滓，温服一升，日三服。

燥病，咽乾，喉痛，少腹急痛，小便赤，脈沉而急，此燥邪移腎也，地黄黄蘗茯苓栝樓湯主之。

【地黄黄蘗茯苓栝樓湯方】

地黄六兩 黄蘗 茯苓各三兩 栝樓根四兩

右四味，以水六升，煮取三升，去滓，温服一升，日三服。

傷風脈證并治

風為百病之長，中於面，則下陽明，甚則入脾；中於項，則下太陽，甚則入腎；中於側，則下少陽，甚則入肝。病變不一，慎毋失焉。

風病，頭痛，多汗，惡風，腋下痛，不可轉側，脈浮弦而數，此風邪干肝也，小柴胡湯主之。若流於府，則口苦，嘔逆，善太息，柴胡枳實芍藥甘草湯主之。

【小柴胡湯方】

柴胡半斤 黄芩三兩 人參三兩 半夏半升（洗） 甘草三兩（炙） 生薑三兩（切） 大棗十二枚（擘）

右七味，以水一斗二升，煮取六升，去滓，再煎取三升，温服一升，日三服。

【柴胡枳實芍藥甘草湯方】

柴胡八兩 芍藥三兩 枳實四枚（炙） 甘草三兩（炙）

右四味，以水一斗，煮取六升，去滓，再煎取三升，温服一升，日三服。

風病，胸中痛，脇支滿，膺背肩胛間痛，嗌乾，善噫，咽腫，喉痹，脈浮洪而數，此風邪乘心也，黄連黄芩麥冬桔梗甘草湯主之。

【黄連黄芩麥門冬桔梗甘草湯方】

黄連一兩半　黄芩三兩　麥門冬二兩　桔梗三兩　甘草二兩（炙）

右五味，以水六升，煮取三升，去滓，温服一升，日三服。

風病，四肢懈惰，體重，不能勝衣，脇下痛引肩背，脈浮而弦濇，此風邪乘脾也，桂枝去桂加茯苓白术湯主之。若流於府，則腹滿而脹，不嗜食，枳實厚朴白术甘草湯主之。

【桂枝去桂加茯苓白术湯方】

芍藥三兩　甘草二兩（炙）　生薑三兩（切）　大棗十二枚（擘）　茯苓三兩　白术三兩

右六味，以水八升，煮取三升，去滓，温服一升，日三服。

【枳實厚朴白术甘草湯方】

枳實四枚（炙）　厚朴二兩（去皮，炙）　白术三兩　甘草一兩（炙）

右四味，以水六升，煮取三升，去滓，温服一升，日三服。

風病，欬而喘息有音，甚則唾血，嗌乾，肩背痛，脈浮弦而數，此風邪乘肺也，桔梗甘草枳實芍藥湯主之。若流於大腸，則大便燥結，或下血，桔梗甘草枳實芍藥加地黄牡丹湯主之。

【桔梗甘草枳實芍藥湯方】

桔梗三兩 甘草二兩 枳實四枚 芍藥三兩

右四味，以水六升，煮取三升，去滓，温服一升，日三服。

【桔梗甘草枳實芍藥加地黄牡丹湯方】

桔梗三兩 甘草二兩 枳實四枚 芍藥三兩 地黄三兩 牡丹皮二兩

右六味，以水六升，煮取三升，去滓，温服一升，日三服。

風病，面目浮腫，脊痛不能正立，隱曲不利，甚則骨痿，脈沉而弦，此風邪乘腎也，柴胡桂枝湯主之。

【柴胡桂枝湯方】

桂枝一兩半 黄芩一兩半 人參一兩半 甘草一兩半 芍藥一兩半 大棗六枚 生薑一兩半（切） 柴胡四兩 半夏二合半

右九味，以水七升，煮取三升，去滓，温服一升，日三服。

寒病脈證幷治

寒之為病，腎先受之，其客於五藏之間，脈引而痛。若客於八虛之室，則惡血住留，積久不去，變而成著，可不慎歟！

寒病，骨痛，陰痹，腹脹，腰痛，大便難，肩背頸項引痛，脈沉而遲，此寒邪干腎也，桂枝加葛根湯主之。其著也，則兩膕痛，甘草乾薑茯苓白术湯主之。

【桂枝加葛根湯方】

葛根四兩 芍藥二兩 桂枝二兩（去皮） 甘草二兩（炙） 生薑三兩（切） 大棗十二枚（擘）

右六味，先以水一斗，先煮葛根，減二升，去上沫，内諸藥，煮取二升，去滓，温服一升，覆取微似汗，不須啜粥，餘如桂枝法將息及禁忌。

【甘草乾薑茯苓白术湯方】

甘草二兩（炙） 乾薑四兩 茯苓四兩 白术二兩

右四味，以水五升，煮取三升，去滓，温服一升，日三服。

寒病，兩脇中痛，寒中行善掣節，逆則頭痛，耳聾，脈弦而沉遲，此寒邪乘肝也，小柴胡湯主之。其著也，則兩腋急痛，不能轉側，柴胡黃芩芍藥半夏甘草湯主之。

【小柴胡湯方】

柴胡半斤 黄芩三兩 人參三兩 半夏半升（洗） 甘草三兩（炙） 生薑三兩（切） 大棗十二枚（擘）

右七味，以水一斗二升，煮取六升，去滓，再煎取三升，温服一升，日三服。

【柴胡黄芩芍藥半夏甘草湯方】

柴胡四兩 黄芩三兩 芍藥二兩 甘草二兩（炙） 半夏二兩

右五味，以水五升，煮取三升，去滓，分温三服。

寒病，胸脇支滿，膺背肩胛間痛，甚則喜悲，時發眩仆而不知人，此寒邪乘心也，通脈四逆湯主之。其著也，則肘外痛，臂不能伸，甘草瀉心湯主之。

【通脈四逆湯方】

甘草二兩（炙） 附子大者一枚（生用，去皮，破八片） 乾薑三兩 人參二兩

右四味，以水三升，煮取一升二合，去滓，分温再服。

【甘草瀉心湯方】

甘草四兩（炙） 黄芩三兩 乾薑三兩 人參三兩 半夏半升 黄連一兩 大棗十二枚（擘）

右七味，以水一斗，煮取六升，去滓，再煎取三升，温服一升，日三服。

寒病，腹滿腸鳴，食不化，飧泄，甚則足痿不收，脈遲而濇，此寒邪乘脾也，理中湯主之。其著也，則髀樞强痛，不能屈伸，枳實白术茯苓甘草湯主之。

【理中湯方】

人參三兩　白术三兩　甘草三兩　乾薑三兩

右四味，以水八升，煮取三升，去滓，温服一升，日三服。

【枳實白术茯苓甘草湯方】

枳實四枚　白术三兩　茯苓三兩　甘草一兩（炙）

右四味，以水六升，煮取三升，分温三服。

寒病，喘，欬，少氣，不能報息，口唾涎沫，耳聾，嗌乾，此寒邪乘肺也，故其脈沉而遲，甘草乾薑湯主之。其著也，則肘内痛，轉側不便，枳實橘皮桔梗半夏生薑甘草湯主之。

【甘草乾薑湯方】

甘草四兩（炙）　乾薑二兩（炮）

右二味，以水三升，煮取一升五合，去滓，分温再服。

【枳實橘皮桔梗半夏生薑甘草湯方】

枳實四枚 橘皮二兩 桔梗三兩 半夏半升 生薑三兩（切） 甘草二兩（炙）

右六味，以水八升，煮取三升，去滓，温服一升，日三服。

辨太陽病脈證并治（上）

太陽之為病，脈浮，頭項强痛而惡寒。

太陽病，發熱，汗出，惡風，脈緩者，名為中風。

太陽病，或已發熱，或未發熱，必惡寒，體痛，嘔逆，脈陰陽俱緊者，名曰傷寒。

傷寒一日，太陽受之。脈若靜者，為不傳；頗欲吐，若躁煩，脈數急者，此為傳也。

傷寒二三日，陽明、少陽證不見者，此為不傳也。

太陽病，發熱而渴，不惡寒者，為温病；若發汗已，身灼熱者，名曰風温。風温為病，脈陰陽俱浮，自汗出，身重，多眠睡，鼻息必鼾，語言難出。若被下者，小便不利，直視失溲；若被火者，微發黃色，劇則如驚癇，時瘈瘲；若火熏之，一逆尚引日，再逆促命期。

病有發熱惡寒者，發於陽也；無熱惡寒者，發於陰也。發於陽七日愈，發於陰六日愈。以陽數七、陰數六故也。

太陽病，頭痛至七日以上自愈者，以行其經盡故也；若欲作再經者，鍼足陽明，使經不傳則愈。

太陽病，欲解時，從巳至未上。

風家，表解而不了了者，十二日愈。

病人身大熱，反欲得衣者，熱在皮膚，寒在骨髓也。

病人身大寒，反不欲近衣者，寒在皮膚，熱在骨髓也。

太陽中風，陽浮而陰弱。陽浮者，熱自發；陰弱者，汗自出。嗇嗇惡寒，淅淅惡風，翕翕發熱，鼻鳴乾嘔者，桂枝湯主之。

【桂枝湯方】

桂枝三兩（去皮） 芍藥三兩 甘草二兩（炙） 生薑三兩（切） 大棗十二枚（擘）

右五味，㕮咀，以水七升，微火煮取三升，去滓。適寒溫，服一升。服已須臾，歠熱稀粥一升餘，以助藥力。溫覆令一時許，徧身漐漐微似有汗者益佳，不可令如水流漓，病必不除。若一服汗出病差，停後服，不必盡劑。若不汗，更服依前法。又不汗，後服小促其間，半日許，令三服盡。若病重者，一日一夜服，周時觀之。服一劑盡，病證猶在者，更作服。若汗不出，乃服至二三劑。禁生冷、粘滑、肉麪、五辛、酒酪、臭惡等物。

太陽病，頭痛，發熱，汗出，惡風，桂枝湯主之。

太陽病，項背強几几，反汗出、惡風者，桂枝加葛根湯主之。

【桂枝加葛根湯方】

葛根四兩　芍藥二兩　桂枝二兩（去皮）　甘草二兩（炙）　生薑三兩（切）　大棗十二枚（擘）

右六味，以水一斗，先煮葛根，減二升，去上沫，內諸藥，煮取三升，去滓，温服一升，覆取微似汗，不須啜粥，餘如桂枝法將息及禁忌。

太陽病，下之後，其氣上衝者，可與桂枝湯，方用前法；若不上衝者，不可與之。

太陽病三日，已發汗，若吐，若下，若温鍼，仍不解者，此為壞病，桂枝湯不可與也。觀其脈證，知犯何逆，隨證治之。

桂枝湯本為解肌，若其人脈浮緊、發熱、汗不出者，不可與也。常須識此，勿令誤也。若酒客病，亦不可與桂枝湯，得之必嘔，以酒客不喜甘故也。

喘家作，桂枝湯加厚朴、杏子與之佳。

凡服桂枝湯吐者，其後必吐膿血也。

太陽病，發汗，遂漏不止，其人惡風，小便難，四肢微急，難以屈伸者，桂枝加附子湯主之。

【桂枝加附子湯方】

桂枝三兩（去皮） 芍藥三兩 甘草二兩（炙） 生薑三兩（切） 大棗十二枚（擘） 附子一枚（炮，去皮，破八片）

右六味，以水七升，煮取三升，去滓，温服一升，日三服，將息如桂枝湯法。

太陽病，下之後，脈促，胸滿者，桂枝去芍藥湯主之。

【桂枝去芍藥湯方】

桂枝三兩（去皮） 甘草二兩（炙） 生薑三兩 大棗十二枚（擘）

右四味，以水七升，煮取三升，去滓，温服一升，日三服，將息如桂枝湯法。

太陽病，下之後，其人惡寒者，桂枝去芍藥加附子湯主之。

【桂枝去芍藥加附子湯方】

桂枝三兩 甘草二兩（炙） 生薑三兩（切） 大棗十二枚（擘） 附子一枚（炮，去皮，破八片）

右五味，以水七升，煮取三升，去滓。温服一升，日三服，將息如桂枝湯法。

太陽病，得之八九日，如瘧狀，發熱惡寒，熱多寒少，其人不嘔，清便欲自可，一日二三度發。脈微緩者，為欲愈也；脈微而惡寒者，此陰陽俱虛，不可更發汗、更吐、更下也；面色反有熱色者，未欲解也，以其不能得小汗出，身必癢，宜桂枝麻黃各半湯。

【桂枝麻黄各半湯方】

即桂枝湯三合，麻黄湯三合，併為六合，頓服之，將息如桂枝湯法。

太陽病，初服桂枝湯，反煩不解者，先刺風府、風池，卻與桂枝湯。

太陽病，服桂枝湯後，大汗出，脈洪大者，與白虎湯；若形似瘧，一日再發者，宜桂枝二麻黄一湯。

【白虎湯方】

知母六兩　石膏一斤（碎，綿裹）　甘草二兩（炙）　粳米六合

右四味，以水一斗，煮米熟湯成，去滓，温服一升，日三服。

【桂枝二麻黄一湯方】

即桂枝湯二升，麻黄湯一升，合為三升，每服一升，日三服，將息如桂枝湯法。

太陽病，服桂枝湯後，大汗出，大煩渴，脈洪大者，白虎加人參湯主之。

【白虎加人參湯方】

即白虎湯加人參三兩。

太陽病，發熱惡寒，熱多寒少。若脈微弱者，此無陽也，不可發汗；脈浮大者，宜

桂枝二越婢一湯。

【桂枝二越婢一湯方】

桂枝（去皮） 芍藥 麻黃 甘草各十八銖（炙） 大棗四枚（擘） 生薑一兩二銖（切） 石膏二十四銖（碎，綿裹）

右七味，以水六升，先煮麻黃，去上沫，內諸藥，煮取三升，去滓，温服一升，日三服。

太陽病，服桂枝湯，或下之，仍頭項强痛，翕翕發熱，無汗，心下滿，微痛，小便不利者，桂枝去桂加茯苓白术湯主之。

【桂枝去桂加茯苓白术湯方】

芍藥三兩 甘草二兩（炙） 生薑三兩（切） 大棗十二枚（擘） 茯苓三兩 白术三兩

右六味，以水八升，煮取三升，去滓，温服一升，日三服。

傷寒脈浮，自汗出，小便數，心煩，微惡寒，腳攣急，反與桂枝湯欲攻其表，此誤也。得之便厥、咽中乾、煩躁、吐逆者，作甘草乾薑湯與之，以復其陽；若厥愈、足温者，更作芍藥甘草湯與之，其腳即伸；若胃氣不和，讝語者，少與調胃承氣湯；若重發汗，復加燒鍼者，四逆湯主之。

【甘草乾薑湯方】

甘草四兩（炙）　乾薑二兩（炮）

右二味，以水三升，煮取一升五合，去滓，分温再服。

【芍藥甘草湯方】

芍藥四兩　甘草四兩（炙）

右二味，以水三升，煮取一升五合，去滓，分温再服。

【調胃承氣湯方】

甘草二兩（炙）　芒消半斤　大黄四兩（酒洗）

右三味，以水三升，煮二物，取一升，去滓，内芒消，更上微火一兩沸，頓服之。

【四逆湯方】

人參二兩　甘草二兩（炙）　乾薑一兩半　附子一枚（炮，去皮，破八片）

右四味，以水三升，煮取一升二合，去滓，分温再服。强人可大附子一枚，乾薑三兩。

問曰：太陽病，其證備，按桂枝法治之而增劇，厥逆，咽中乾，煩躁，吐逆，讝語，其故何也？師曰：此陽旦證，不可攻也。寸口脈浮，浮為風，亦為虚，風則生熱，虚則攣急，誤攻其表，則汗出亡陽，汗多則液枯，液枯則筋攣，陽明内結，則煩躁讝語。用甘草乾薑以復其陽，甘草芍藥以救液，調胃承氣以止其讝語，此壞病之治，必隨脈證也。

陽旦病，發熱不潮，汗出，咽乾，昏睡不安，夜半反静者，宜地黄半夏牡蠣酸棗仁湯主之；若口渴，煩躁，小便赤，讝語者，竹葉石膏黄芩澤瀉半夏甘草湯主之。

【地黄半夏牡蠣酸棗仁湯方】

地黄六兩 半夏半升 牡蠣二兩 酸棗仁三兩

右四味，以水四升，煮取二升，去滓，分温再服。

【竹葉石膏黄芩澤瀉半夏甘草湯方】

竹葉兩把 石膏半斤（碎，綿裹） 黄芩三兩 澤瀉二兩 半夏半升 甘草二兩

右六味，以水五升，煮取三升，去滓，温服一升，日三服。

辨太陽病脈證并治（中）

太陽病，項背强几几，無汗、惡風者，葛根湯主之。

【葛根湯方】

葛根四兩　麻黄三兩（去節）　桂枝三兩（去皮）　芍藥二兩　甘草二兩（炙）　生薑三兩（切）　大棗十二枚（擘）

右七味，以水一斗，先煮麻黄、葛根，減二升，去上沫，内諸藥，煮取三升，去滓，温服一升，覆取微似汗，餘如桂枝湯法將息及禁忌。諸湯皆倣此。

太陽與陽明合病者，必自下利，葛根湯主之；若不下利，但嘔者，葛根加半夏湯主之。

【葛根加半夏湯方】

葛根四兩　麻黄一兩（去節）　桂枝二兩（去皮）　芍藥二兩　甘草二兩（炙）　生薑二兩（切）　大棗十二枚（擘）　半夏半升（洗）

右八味，以水一斗，先煮葛根、麻黃，減二升，去上沫，内諸藥，煮取三升，去滓，温服一升，覆取微似汗。

太陽病桂枝證，醫反下之，利遂不止，脈促者，熱未解也；喘而汗出者，葛根黃連黃芩甘草湯主之。

【葛根黃連黃芩甘草湯方】

葛根半斤　黃連三兩　黃芩三兩　甘草二兩（炙）

右四味，以水八升，先煮葛根，減二升，去上沫，内諸藥，煮取二升，去滓，分温再服。

太陽病，頭痛，發熱，身疼，腰痛，骨節疼痛，惡風，無汗而喘者，麻黃湯主之。

【麻黃湯方】

麻黃三兩（去節）　桂枝二兩（去皮）　甘草一兩（炙）　杏仁七十箇（去皮尖）

右四味，以水九升，先煮麻黃，減二升，去上沫，内諸藥，煮取二升半，去滓，温服八合，覆取微似汗，不須啜粥，餘如桂枝湯法將息。

太陽與陽明合病，喘而胸滿者，不可下也，宜麻黃湯。

太陽病，十日已去，脈浮細而嗜卧者，外已解也。設胸滿、脇痛，與小柴胡湯；脈但浮者，與麻黃湯。

【小柴胡湯方】

柴胡半斤　黄芩三兩　人參三兩　半夏半升（洗）　甘草三兩（炙）　生薑三兩（切）　大棗十二枚（擘）

右七味，以水一斗二升，煮取六升，去滓，再煎取三升，温服一升，日三服。

太陽傷寒，脈浮緊，發熱，惡寒，身疼痛，不汗出而煩躁者，大青龍湯主之；若脈微弱，汗出惡風者，不可服之，服之則厥逆，筋惕肉瞤，此為逆也。

【大青龍湯方】

麻黄六兩（去節）　桂枝二兩（去皮）　甘草二兩（炙）　杏仁四十枚（去皮尖）　生薑三兩（切）　大棗十二枚（擘）　石膏如雞子黄大（碎）

右七味，以水九升，先煮麻黄，減二升，去上沫，内諸藥，煮取三升，去滓，温服一升，取微似汗。汗多者，温粉粉之。一服汗出，停後服。若復服，汗多亡陽，遂虚，惡風，煩躁，不得眠也。

太陽中風，脈浮緩，身不疼，但重，乍有輕時，無少陰證者，大青龍湯發之。

傷寒，表不解，心下有水氣，乾嘔，發熱而欬，或渴、或利、或噎、或小便不利，少腹滿，或喘者，小青龍湯主之。

【小青龍湯方】

麻黄三兩（去節）　芍藥三兩　細辛三兩　桂枝三兩　乾薑三兩　甘草三兩　五味子半升　半夏半升（洗）

右八味，以水一斗，先煮麻黃，減二升，去上沫，内諸藥，煮取三升，去滓，温服一升，日三服。若渴去半夏，加栝樓根三兩；若微利，若噎者，去麻黃，加附子一枚；若小便不利，少腹滿者，去麻黃，加茯苓四兩；若喘者，加杏仁半升，去皮尖。

傷寒，心下有水氣，欬而微喘，發熱不渴，服湯已渴者，此寒去欲解也，小青龍湯主之。

太陽病，外證未解，脈浮弱者，當以汗解，宜桂枝湯。

太陽病，下之微喘者，表未解故也，桂枝加厚朴杏子湯主之。

【桂枝加厚朴杏子湯方】

桂枝三兩 芍藥三兩 甘草二兩（炙） 生薑三兩（切） 大棗十二枚（擘） 厚朴二兩 杏仁五十枚（去皮尖）

右七味，以水七升，微火煮取三升，去滓，温服一升，覆取微似汗。

太陽病，外證未解，不可下也，下之為逆；欲解外者，宜桂枝湯。

太陽病，先發汗不解，而復下之，脈浮者，不愈。浮為在外，而反下之，故令不愈。今脈浮，故知在外，當須解外則愈，宜桂枝湯。

太陽病，脈浮緊，無汗，發熱，身疼痛，八九日不解，表證仍在，此當發其汗。服藥已，微除，其人發煩，目瞑，劇者必衄，衄乃解。所以然者，陽氣重故也。麻黃湯主之。

太陽病，脈浮緊，發熱，身無汗，自衄者愈。

二陽併病，太陽初得病時，發其汗，汗先出不徹，因轉屬陽明，續自微汗出，不惡寒。若太陽病證不罷者，不可下，下之為逆，如此可小發其汗。設面色緣正赤者，陽氣怫鬱在表也，當解之熏之。若發汗不徹，徹不足言，陽氣怫鬱不得越，當汗之。不汗，則其人煩躁，不知痛處，乍在腹中，乍在四肢，按之不可得，更發汗則愈。若其人短氣但坐者，以汗出不徹故也。何以知汗出不徹？以脈濇故知之也。

脈浮緊者，法當汗出而解。若身重心悸者，不可發汗，須自汗出乃愈。所以然者，尺中脈微，此裏虛也。須裏實，津液自和，便自汗出愈。

脈浮緊者，法當身疼痛，宜以汗解之。假令尺中遲者，不可發汗。所以然者，以榮氣不足，血弱故也。

脈浮者，病在表，可發汗，宜麻黃湯。

脈浮而緊者，可發汗，宜麻黃湯。

病人常自汗出者，此為榮氣和，衛氣不諧也。所以然者，榮行脈中，衛行脈外，衛氣不共榮氣諧和故也。復發其汗則愈，宜桂枝湯。

病人藏無他病，時發熱，自汗出，而不愈者，此衛氣不和也。先其時發汗則愈，宜桂枝湯。

傷寒，脈浮緊，不發汗，因致衄者，麻黃湯主之。

傷寒，不大便六七日，頭痛有熱者，與承氣湯；其小便清者，知不在裏，仍在表也，當須發汗，宜桂枝湯。

傷寒，發汗已解，半日許復煩，脈浮緊者，可更發汗，宜桂枝湯。

凡病若發汗、若吐、若下、若亡血、亡津液，陰陽自和者，必自愈。

大汗之後，復下之，小便不利者，亡津液故也，勿治之，久久小便必自利。

大下之後，復發汗，其人必振寒，脈微細。所以然者，內外俱虛故也。

下之後，復發汗，晝日煩躁不得眠，夜而安靜，不嘔不渴，無表證，脈沉而微，身無大熱者，乾薑附子湯主之。

【乾薑附子湯方】

乾薑一兩（炮） 附子一枚（破八片，炮）

右二味，以水三升，煮取一升，去滓，頓服。

發汗後，身疼痛，脈沉遲者，桂枝去芍藥加人參生薑湯主之。

【桂枝去芍藥加人參生薑湯方】

桂枝三兩（去皮） 甘草二兩（炙） 大棗十二枚（擘） 人參三兩 生薑四兩（切）

右五味，以水一斗二升，煮取三升，去滓，温服一升，日三服。

發汗若下後，不可更行桂枝湯。汗出而喘，無大熱者，可與麻黄杏仁甘草石膏湯。

【麻黄杏仁甘草石膏湯方】

麻黄四兩（去節） 杏仁五十箇（去皮尖） 甘草二兩（炙） 石膏半斤（碎，綿裹）

右四味，以水七升，先煮麻黄，减二升，去上沫，内諸藥，煮取二升，去滓，温服一升。日再服。

發汗過多，其人叉手自冒心，心下悸，欲得按者，桂枝甘草湯主之。

【桂枝甘草湯方】

桂枝四兩（去皮） 甘草二兩（炙）

右二味，以水三升，煮取一升，去滓，頓服。

發汗後，其人臍下悸者，欲作奔豚也，茯苓桂枝甘草大棗湯主之。

【茯苓桂枝甘草大棗湯方】

茯苓半斤 桂枝四兩 甘草二兩（炙） 大棗十五枚（擘）

右四味，以甘瀾水一斗，先煮茯苓，減二升，內諸藥，煮取三升，去滓，溫服一升，日三服。作甘瀾水法：取水二斗置大盆內，以杓揚之，水上有珠子五六千顆相逐，取用之。

奔豚病，從少腹上衝咽喉，發作欲死，復還止者，皆從驚恐得之。

奔豚，氣上衝胸，往來寒熱，奔豚湯主之。

【奔豚湯方】

甘草二兩（炙） 芎藭二兩 當歸二兩 黃芩二兩 芍藥二兩 半夏四兩 生薑四兩 葛根五兩 桂枝三兩

右九味，以水二斗，煮取五升。溫服一升，日三服，夜二服。

發汗後，腹脹滿者，厚朴生薑半夏甘草人參湯主之。

【厚朴生薑半夏甘草人參湯方】

厚朴半斤（炙，去皮） 生薑半斤（切） 半夏半升（洗） 甘草二兩（炙） 人參一兩

右五味，以水一斗，煮取三升，去滓，溫服一升，日三服。

傷寒，若吐、若下後，心下逆滿，氣上衝胸，起則頭眩，脈沉緊，發汗則動經，身為振振搖者，茯苓桂枝白朮甘草湯主之。

【茯苓桂枝白朮甘草湯方】

茯苓四兩　桂枝三兩　白术二兩　甘草二兩（炙）

右四味，以水六升，煮取三升，去滓，分温三服。

發汗病不解，反惡寒者，虚故也，芍藥甘草附子湯主之。

【芍藥甘草附子湯方】

芍藥三兩　甘草三兩（炙）　附子一枚（炮，去皮，破八片）

右三味，以水五升，煮取一升五合，去滓，分温三服。

發汗，若下之，病仍不解，煩躁者，茯苓四逆湯主之。

【茯苓四逆湯方】

茯苓四兩　人參二兩　附子一枚（生用，去皮，破八片）　甘草二兩（炙）　乾薑一兩半

右五味，以水五升，煮取三升，去滓。温服七合，日三服。

發汗後，惡寒者，虚故也；不惡寒，但熱者，實也，當和胃氣，與調胃承氣湯。

太陽病，發汗後，大汗出，胃中乾，煩躁不得眠，欲得飲水，少少與之，令胃氣和則愈。若脈浮，小便不利，微熱，消渴者，五苓散主之。

【五苓散方】

豬苓十八銖（去皮）　澤瀉一兩六銖　白术十八銖　茯苓十八銖　桂枝半兩

右五味，擣為散，以白飲和服方寸匕，日三服，多飲煖水，汗出愈。如法將息。

太陽病，發汗已，脈浮弦，煩渴者，五苓散主之。

傷寒，汗出而渴，小便不利者，五苓散主之；不渴者，茯苓甘草湯主之。

【茯苓甘草湯方】

茯苓二兩 桂枝二兩 甘草一兩（炙） 生薑三兩（切）

右四味，以水四升，煮取二升，去滓，分溫三服。

中風發熱，六七日不解而煩，有表裏證，渴欲飲水，水入則吐者，名曰水逆，五苓散主之。

未持脈時，病人叉手自冒心。師因試教令欬，而不欬者，此必兩耳聾無所聞也。所以然者，以重發汗，虛故也。

發汗後，飲水多，必喘；以水灌之，亦喘。

發汗後，水藥不得入口為逆。若更發汗，必吐下不止。

發汗後及吐下後，虛煩不得眠，若劇者，必反覆顛倒，心中懊憹，梔子乾薑湯主之。若少氣者，梔子甘草豉湯主之。若嘔者，梔子生薑豉湯主之。

【梔子乾薑湯方】

梔子十四枚（擘）乾薑二兩

右二味，以水三升半，煮取一升半，去滓，分温二服。進一服得吐者，止後服。

【梔子甘草豉湯方】

梔子十四枚（擘）甘草二兩（炙）香豉四合（綿裹）

右三味，以水四升，先煮梔子、甘草，取二升半，内豉，煮取一升半，去滓，分温二服。得吐者，止後服。

【梔子生薑豉湯方】

梔子十四枚（擘）生薑五兩　香豉四合（綿裹）

右三味，以水四升，先煮梔子、生薑，取二升半，内豉煮取一升半，去滓，分温二服。得吐者，止後服。

發汗若下之，而煩熱、胸中窒者，梔子豉湯主之。

【梔子豉湯方】

梔子十四枚（擘）香豉四合（綿裹）

右二味，以水四升，先煮梔子，取二升半，内豉，煮取一升半，去滓，分温二服。得吐者，止後服。

傷寒五六日，大下之後，身熱不去、心中結痛者，未欲解也，梔子豉湯主之。

傷寒下後，心煩腹滿，卧起不安者，梔子厚朴枳實湯主之。

【梔子厚朴枳實湯方】

梔子十四枚（擘） 厚朴四兩（炙，去皮） 枳實四枚（水浸，炙令黄）

右三味，以水三升半，煮取一升半，去滓，分温二服。進一服得吐者，止後服。

傷寒，醫以丸藥大下之，身熱不去，微煩者，梔子乾薑湯主之。

凡用梔子湯，若病人大便舊微溏者，不可與之。

太陽病發汗，汗出不解，其人仍發熱，心下悸，頭眩，身瞤動，振振欲擗地者，真武湯主之。

【真武湯方】

茯苓三兩 芍藥三兩 生薑三兩（切） 白术二兩 附子一枚（炮，去皮，破八片）

右五味，以水八升，煮取三升，去滓，温服七合，日三服。

咽喉乾燥者，不可發汗。

淋家不可發汗，發汗必便血。

瘡家雖身疼痛，不可發汗，汗出則痙。

衄家不可發汗，汗出必額上陷，脈急緊，直視不能眴，不得眠。

亡血家不可發汗，發汗則寒慄而振。

汗家重發汗，必恍惚心亂，小便已陰痛，與禹餘糧丸。

【禹餘糧丸方】

禹餘糧四兩 人參三兩 附子二枚 五味子三合 茯苓三兩 乾薑三兩

右六味，蜜為丸，如梧子大，每服二十丸。

病人有寒，復發汗，胃中冷，必吐逆。

傷寒，未發汗，而復下之，此為逆也；若先發汗，治不為逆。本先下之，而反汗之為逆。若下之，治不為逆。

傷寒，醫下之，續得下利，清穀不止，身疼痛者，急當救裏；後身疼痛，清便自調者，急當救表。救裏宜四逆湯，救表宜桂枝湯。

太陽病，先下而不愈，因復發汗，以此表裏俱虛，其人因致冒，冒家汗自出愈。所以然者，表和故也。裏未和，然後復下之。

太陽病未解，脈陰陽俱微者，必先振慄，汗出而解。但陽脈微者，先汗出而解；若陰脈實者，下之而解。若欲下之，宜調胃承氣湯。

太陽病，發熱汗出者，此為榮弱衛强，故使出汗。欲救邪風者，宜桂枝湯。

傷寒五六日，中風，往來寒熱，胸脇苦滿，嘿嘿不欲食飲，心煩喜嘔，或胸中煩而不嘔，或渴，或腹中痛，或脇下痞鞕，或心下悸，小便不利，或不渴，身有微熱而欬者，小柴胡湯主之。

【小柴胡湯方】

柴胡半斤 黄芩三兩 人參三兩 半夏半升（洗） 甘草三兩（炙） 生薑三兩（切） 大棗十二枚（擘）

右七味，以水一斗二升，煮取六升，去滓，再煎取三升，温服一升，日三服。

若胸中煩而不嘔者，去半夏、人參，加栝樓實一枚；若渴，去半夏，加人參，合前成四兩半，栝樓根四兩；若腹中痛者，去黄芩，加芍藥三兩；若脇下痞鞕，去大棗，加牡蠣四兩；若心下悸，小便不利者，去黄芩，加茯苓四兩；若不渴，外有微熱者，去人參，加桂枝三兩，温覆微汗愈；若欬者，去人參、大棗、生薑，加五味子半升，加乾薑二兩。

血弱氣虚，腠理開，邪氣因入，與正氣相搏，結於脇下，正邪紛争，往來寒熱，休作有時，嘿嘿不欲飲食；藏府相連，其痛必下，邪高痛下，故使嘔也，小柴胡湯主之。

服柴胡湯已，渴者，屬陽明也，以法治之。

太陽病六七日，脈遲浮弱，惡風寒，手足温。醫二三下之，不能食，脇下滿痛，面目及身黃，頸項强，小便難者，與柴胡湯，後必下重。本渴而飲水嘔者，柴胡不中與也。食穀者噦。

傷寒四五日，身熱惡風，頸項强，脇下滿，手足温而渴者，小柴胡湯主之。

傷寒，陽脈濇，陰脈弦，法當腹中急痛，先與小建中湯。不差者，與小柴胡湯。

【小建中湯方】

桂枝三兩 芍藥六兩 甘草三兩（切） 生薑三兩（切） 大棗十二枚（擘） 膠飴一升

右六味，以水七升，先煮五味，取三升，去滓，内飴，更上微火消解，温服一升，日三服。嘔家不可用，以甜故也。

傷寒與中風，有柴胡證，但見一證便是，不必悉具。凡柴胡湯病證而誤下之，若柴胡證不罷者，復與柴胡湯，必蒸蒸而振，卻復發熱，汗出而解。

傷寒二三日，心中悸而煩者，小建中湯主之。

太陽病，過經十餘日，反二三下之，後四五日，柴胡證仍在者，先與小柴胡。嘔不止，心下急，鬱鬱微煩者，為未解也，與大柴胡湯，下之則愈。

【大柴胡湯方】

柴胡半斤 黃芩三兩 芍藥三兩 半夏半升（洗） 生薑五兩（切） 枳實四枚（炙） 大棗十二枚

（擘）大黄二兩

右八味，以水一斗二升，煮取六升，去滓，再煎，温服二升，日三服。

傷寒十三日不解，胸脇滿而嘔，日晡所發潮熱，已而微利，此本柴胡證，下之以不得利，今反利者，知醫以丸藥下之，非其治也。潮熱者，實也，宜先服小柴胡湯以解外，後以柴胡加芒消湯主之。

【柴胡加芒消湯方】

柴胡二兩十銖 黄芩一兩 人參一兩 甘草一兩（炙） 生薑一兩（切） 芒消二兩 大棗四枚 半夏二十銖

右八味，以水四升，煮取二升，去滓，内芒消，更煮微沸，分温再服。不解，更作。

傷寒十三日，過經，譫語者，以有熱也，當以湯下之。若小便利者，大便當鞕，而反下利，知醫以丸藥下之，非其治也。若自下利者，脈當微厥，今反和者，此為内實也，調胃承氣湯主之。

太陽病不解，熱結膀胱，其人如狂，血自下，下者愈。其外不解者，尚未可攻，當先解外；外解已，但少腹急結者，乃可攻之，宜桃核承氣湯。

【桃核承氣湯方】

桃核五十箇（去皮尖） 大黄四兩 桂枝二兩 甘草二兩（炙） 芒消二兩

右五味，以水七升，煮四味，取二升，去滓，内芒消，更上火微沸，下火，先食温服五合，日三服，當微利。

傷寒八九日，下之，胸滿，煩驚，小便不利，譫語，一身盡重，不可轉側，柴胡加龍骨牡蠣湯主之。

【柴胡加龍骨牡蠣湯方】

柴胡四兩 龍骨一兩半 黄芩一兩半 生薑一兩半 人參一兩半 桂枝一兩半 茯苓一兩半 半夏二合半 大黄二兩 牡蠣一兩半 大棗六枚（擘） 鉛丹一兩半

右十二味，以水八升，煮取四升，内大黄，切如碁子，更煮一二沸，温服一升，日三服，夜一服。

傷寒腹滿，譫語，寸口脈浮而緊，關上脈弦者，此肝乘脾也，名曰縱，刺期門。

傷寒發熱，嗇嗇惡寒，大渴欲飲水，其腹必滿，自汗出，小便不利，寸口脈浮而濇，關上弦急者，此肝乘肺也，名曰横，刺期門。

太陽病二日，煩躁，反熨其背而大汗出，火熱入胃，胃中水竭，躁煩，必發譫語。十餘日，振慄、自下利者，此為欲解也。若其汗從腰以下不得汗，欲小便不得，反嘔，欲失溲，足下惡風，大便鞕，小便當數，而反不數又不多，大便已，頭卓然而痛，其人足心必熱，穀氣下流故也。

太陽病中風，以火刼發汗，邪風被火熱，血氣流溢，失其常度，兩陽相熏灼，其身發黃。陽盛則欲衄，陰虛小便難，陰陽俱虛竭，身體則枯燥，但頭汗出，劑頸而還，腹滿，微喘，口乾，咽爛，或不大便，久則讝語，甚者至噦，手足躁擾，捻衣摸牀。小便利者，其人可治，宜人參地黃龍骨牡蠣茯苓湯主之。

【人參地黃龍骨牡蠣茯苓湯方】

人參三兩 地黃半斤 龍骨三兩 牡蠣四兩 茯苓四兩

右五味，以水一斗，煮取三升，分溫三服。

傷寒脈浮，醫以火迫刼之，亡陽，必驚狂。臥起不安者，桂枝去芍藥加牡蠣龍骨救逆湯主之。

【桂枝去芍藥加牡蠣龍骨救逆湯方】

桂枝三兩 甘草二兩（炙） 生薑三兩（切） 大棗十二枚（擘） 牡蠣五兩（熬） 龍骨四兩

右六味，以水一斗二升，煮取三升，去滓，溫服一升，日三服。

形似傷寒，其脈不弦緊而弱。弱者必渴，被火必讝語。弱而發熱、脈浮者，解之，當汗出愈。

太陽病，以火熏之，不得汗，其人必躁，到經不解，必清血，名為火邪。

脈浮、熱甚，反以火灸之，此為實。實以虚治，因火而動，必咽燥、唾血。

微數之脈，慎不可灸，因火為邪，則為煩逆，追虚逐實，血散脈中，火氣雖微，內攻有力，焦骨傷筋，血難復也。

脈浮，宜以汗解，用火灸之，邪無從出，因火而盛，病從腰以下必重而痹，名火逆也。欲自解者，必當先煩，煩乃有汗而解，何以知之？脈浮故也。

燒鍼令其汗，鍼處被寒，核起而赤者，必發奔豚。氣從少腹上衝心者，灸其核上各一壯，與桂枝加桂湯。

【桂枝加桂湯方】

桂枝五兩　芍藥三兩　生薑三兩（切）　甘草二兩（炙）　大棗十二枚（擘）

右五味，以水七升，煮取三升，去滓，温服一升，日三服。

火逆，下之，因燒鍼煩燥者，桂枝甘草龍骨牡蠣湯主之。

【桂枝甘草龍骨牡蠣湯方】

桂枝一兩　甘草二兩（炙）　龍骨二兩　牡蠣二兩（熬）

右四味，以水五升，煮取三升，去滓，温服一升，日三服。甚者，加人参三兩。

太陽傷寒者，加温鍼必驚也。

太陽病，當惡寒發熱，今自汗出，反不惡寒發熱，關上脈細數者，以醫吐之過也。一二日吐之者，腹中飢，口不能食；三四日吐之者，不喜糜粥，欲食冷食，朝食暮吐，此為小逆。若不惡寒，又不欲近衣者，此為内煩。皆醫吐之所致也。

病人脈數，數為熱，當消穀。今引食而反吐者，此以發汗，令陽氣微、膈氣虛，脈乃數也。數為客熱，故不能消穀，以胃中虛冷，故吐也。

太陽病，過經十餘日，心中温温欲吐，胸中痛，大便反溏，腹微滿，鬱鬱微煩。先其時自極吐下者，與調胃承氣湯；若不爾者，不可與之。若但欲嘔，胸中痛，微溏者，此非柴胡證。所以然者，以嘔故知極吐下也。

太陽病六七日，表證仍在，脈微而沉，反不結胸，其人發狂者，以熱在下焦，少腹當鞕滿，小便自利者，下血乃愈。所以然者，以太陽隨經，瘀熱在裏故也，抵當湯主之。

【抵當湯方】

水蛭三十箇（熬） 蝱蟲三十箇（去翅足，熬） 桃仁二十箇（去皮尖） 大黃三兩（酒洗）

右四味，以水五升，煮取三升，去滓，温服一升。不下更服。

太陽病，身黃，脈沉結，少腹鞕，小便不利者，為無血也；小便自利，其人如狂者，血證諦也，抵當湯主之。

傷寒，有熱，小腹滿，應小便不利，今反利者，為有血也，當下之，可不餘藥，宜抵當丸。

【抵當丸方】

水蛭二十箇（熬）蝱蟲二十箇（去翅足，熬）桃仁二十五箇（去皮尖）大黃三兩（酒洗）

右四味，擣分四丸，以水一升，煮一丸，取七合服之，晬時當下血。若不下者，更服。

太陽病，小便利者，以飲水多，必心下悸；小便少者，必苦裏急也。

傷寒雜病論 卷八

辨太陽病脈證幷治(下)

問曰：病有藏結，有結胸，其狀何如？師曰：寸脈浮，關脈小細沉緊者，名曰藏結也。按之痛，寸脈浮，關脈沉，名曰結胸也。

何謂藏結？師曰：藏結者，五藏各具，寒熱攸分，宜求血分，雖有氣結，皆血為之。假令肝藏結，則兩脇痛而嘔，脈沉弦而結者，宜吳茱萸湯。若發熱不嘔者，此為實，脈當沉弦而急，桂枝當歸牡丹桃核枳實湯主之。

【吳茱萸湯方】

吳茱萸一升 人參三兩 生薑六兩（切） 大棗十二枚（擘）

右四味，以水七升，煮取二升，去滓，温服七合，日三服。

【桂枝當歸牡丹桃核枳實湯方】

桂枝三兩（去皮） 當歸二兩 牡丹皮三兩 桃仁二十枚（去皮尖） 枳實二兩

右五味，以水八升，煮取三升，去滓，温服一升，日三服。

心藏結，則心中痛，或在心下，鬱鬱不樂，脈大而濇，連翹阿膠半夏赤小豆湯主之。若心中熱痛而煩，脈大而弦急者，此為實也，黄連阿膠半夏桃核茯苓湯主之。

【連翹阿膠半夏赤小豆湯方】

連翹二兩 阿膠一兩半 半夏半升（洗） 赤小豆三兩

右四味，以水四升，先煮三物，取二升，去滓，内膠烊消，温服一升，日再服。

【黄連阿膠半夏桃核茯苓湯方】

黄連三兩 阿膠二兩 半夏半升（洗） 桃核二十枚（去皮尖） 茯苓三兩

右五味，以水五升，先煮四味，取二升，去滓，内膠烊消，温服一升，日再服。

肺藏結，胸中閉塞，喘，欬，善悲，脈短而濇，百合貝母茯苓桔梗湯主之。若欬而唾血，胸中痛，此為實，葶藶栝樓桔梗牡丹湯主之。

【百合貝母茯苓桔梗湯方】

百合七枚（洗，去沫） 貝母三兩 茯苓三兩 桔梗二兩

右四味，以水七升，煮取三升，去滓，温服一升，日三服。

【葶藶栝樓桔梗牡丹湯方】

葶藶三兩（熬） 栝樓實大者一枚（搗） 桔梗三兩 牡丹皮二兩

右四味，以水六升，煮取三升，去滓，温服一升，日三服。

脾藏結，腹中滿痛，按之如覆杯，甚則腹大而堅，脈沉而緊，白术枳實桃核乾薑湯主之。若腹中脹痛，不可按，大便初溏後鞕，轉失氣者，此為實，大黄厚朴枳實半夏甘草湯主之。

【白术枳實桃核乾薑湯方】

白术二兩 枳實二兩 桃仁二十枚（去皮尖） 乾薑一兩

右四味，以水五升，煮取二升，去滓，分温再服。

【大黄厚朴枳實半夏甘草湯方】

大黄三兩 厚朴三兩 枳實三兩 半夏一升 甘草一兩（炙）

右五味，以水六升，煮取三升，去滓，温服一升，日三服。

腎藏結，少腹鞕，隱隱痛，按之如有核，小便乍清乍濁，脈沉細而結，宜茯苓桂枝甘草大棗湯。若小腹急痛，小便赤數者，此為實，宜桂枝茯苓枳實芍藥甘草湯。

【茯苓桂枝甘草大棗湯方】

茯苓半斤 桂枝四兩 甘草二兩（炙） 大棗十五枚（擘）

右四味，以甘瀾水一斗，先煮茯苓，減二升，内諸藥，煮取三升，去滓，温服一升，日三服。

【桂枝茯苓枳實芍藥甘草湯方】

桂枝三兩（去皮） 茯苓二兩 枳實二兩 芍藥三兩 甘草一兩（炙）

右五味，以水六升，煮取三升，去滓，温服一升，日三服。

藏結，無陽證，不往來寒熱，其人反静，舌上胎滑者，不可攻也；飲食如故，時時下利，舌上白胎滑者，為難治。

何謂結胸？師曰：病發於陽而反下之，熱入於裏，因作結胸。病發於陰，而早下之，因作痞。所以成結胸者，誤下故也。

結胸病，頭項强，如柔痙狀者，下之則和，宜大陷胸丸。

【大陷胸丸方】

大黄半斤 葶藶半斤（熬） 芒消半斤 杏仁半斤（去皮尖，熬）

右四味，搗篩二味，内杏仁、芒消，合研如脂，和散，取如彈丸一枚，别搗甘遂末一钱匕，白蜜二合，水二升，煮取一升，去滓，温頓服之，一宿乃下。如不下，更服，取下為度。禁忌如藥法。

結胸證，其脈浮大者，不可下，下之則死。

結胸證悉具，煩躁者亦死。

太陽病，脈浮而動數，浮則為風，數則為熱，動則為痛，頭痛發熱，微盗汗出，而反惡寒者，表未解也。醫反下之，動數變遲，膈内拒痛，胃中空虛，客氣動膈，短氣，躁煩，心中懊憹，陽氣内陷，心下因鞕，則為結胸，大陷胸湯主之。若不結胸，但頭汗出，餘處無汗，劑頸而還，小便不利，身必發黃。五苓散主之。

【大陷胸湯方】

大黃六兩 芒消一升 甘遂一錢匕

右三味，以水六升，先煮大黃，取二升，去滓，内芒消，煮二沸，内甘遂末，温服一升。得快利，止後服。

【五苓散方】

豬苓十八銖（去皮） 澤瀉一兩六銖 白术十八銖 茯苓十八銖 桂枝半兩

右五味，擣為散，以白飲和服方寸匕，日三服，多飲煖水，汗出愈。如法將息。發黃者，加茵陳蒿十分。

傷寒六七日，結胸熱實，脈沉緊而實，心下痛，按之石鞕者，大陷胸湯主之。

傷寒十餘日，熱結在裏，復往來寒熱者，與大柴胡湯。但結胸無大熱者，此為水結在胸脇也，但頭微汗出者，大陷胸湯主之。

太陽病，重發汗，而復下之，不大便五六日，舌上燥而渴，日晡所小有潮熱，從心下至少腹鞕滿而痛，不可近者，大陷胸湯主之。

小結胸病，正在心下，按之則痛，脈浮滑者，小陷胸湯主之。

【小陷胸湯方】

黃連一兩　半夏半升　栝樓實大者一枚

右三味，以水六升，先煮栝樓，取三升，内諸藥，煮取二升，去滓，分温三服。

太陽病二三日，不能卧，但欲起，心下必結，脈微弱者，此本有寒分也，反下之，若利止，必作結胸。未止者，此作協熱利也。

太陽病，下之後，其脈促，不結胸者，此為欲解也。脈浮者，必結胸；脈緊者，必咽痛；脈弦者，必兩脇拘急；脈細數者，頭痛未止；脈沉緊者，必欲嘔；脈沉滑者，協熱利；脈浮滑者，必下血。

病在陽，應以汗解之，反以冷水潠之，若灌之，其熱被刼不得去，彌更益煩，肉上粟起，意欲飲水，反不渴者，服文蛤散；若不差者，與五苓散。寒實結胸，無熱證者，與三物小陷胸湯，白散亦可服。

【文蛤散方】

文蛤五兩　麻黃三兩　甘草三兩　生薑三兩　石膏五兩　杏仁五十箇（去皮尖）　大棗十二枚（擘）

右七味，為散，以沸湯和一方寸匕，湯用五合，調服。假令汗出已，腹中痛者，與芍藥三兩。

【白散方】

桔梗三分 巴豆一分 貝母三分

右三味，為散，更於臼中杵之，以白飲和服，强人半錢匕，羸者減之。病在膈上必吐，在膈下必利。不利，進熱粥一杯；利不止，進冷粥一杯。

太陽與少陽併病，頭項强痛，或眩冒，時如結胸，心下痞鞕者，當刺大椎第一間、肺俞、肝俞，慎不可發汗，發汗則讝語，脈弦大。五日讝語不止，當刺期門。

婦人中風，發熱惡風，經水適來，得之七八日，熱除而脈遲身凉，胸脇下滿，如結胸狀，讝語者，此為熱入血室也，當刺期門，隨其實而瀉之。

婦人中風七八日，續得寒熱，發作有時，經水適斷者，此為熱入血室，其血必結，故使如瘧狀，小柴胡湯主之。

婦人傷寒，發熱，經水適來，晝日明了，暮則讝語，如見鬼狀者，此為熱入血室，無犯胃氣及上下焦，必自愈。

傷寒六七日，發熱微惡寒，肢節煩疼，微嘔，心下支結，外證未去者，柴胡桂枝湯主之。

【柴胡桂枝湯方】

桂枝一兩半　黃芩一兩半　人參一兩半　甘草一兩半　芍藥一兩半　大棗六枚　生薑一兩半（切）　柴胡四兩　半夏二合半

右九味，以水七升，煮取三升，去滓，温服一升，日三服。

傷寒五六日，已發汗而復下之，胸脇滿，微結，小便不利，渴而不嘔，但頭汗出，往來寒熱，心煩者，此為未解也，柴胡桂枝乾薑湯主之。

【柴胡桂枝乾薑湯方】

柴胡半斤　桂枝三兩　乾薑二兩　栝樓根四兩　黃芩三兩　牡蠣二兩（熬）　甘草二兩（炙）

右七味，以水一斗二升，煮取六升，去滓，再煎取三升，温服一升，日三服。初服微煩，復服，汗出便愈。

傷寒五六日，頭汗出，微惡寒，手足冷，心下滿，口不欲食，大便鞕，脈細者，此為陽微結，必有表復有裏也，脈沉者，亦在裏也，汗出為陽微。假令純陰結，不得復有外證，悉入在裏，此為半在裏半在外也，脈雖沉細，不得為少陰病，所以然者，陰不得有汗，今頭汗出，故知非少陰也，可與小柴胡湯。設不了了者，得屎而解。

傷寒五六日，嘔而發熱者，柴胡湯證具，而以他藥下之，柴胡證仍在者，復與柴胡湯，此雖已下之，不為逆，必蒸蒸而振，卻發熱汗出而解。若心下滿而鞕痛者，此為結胸也，大陷胸湯主之；但滿而不痛者，此為痞，柴胡不中與之，宜半夏瀉心湯。

【半夏瀉心湯方】

半夏半升（洗） 黄芩三兩 乾薑三兩 人參三兩 甘草三兩（炙） 黄連一兩 大棗十二枚（擘）

右七味，以水一斗，煮取六升，去滓，再煎取三升，温服一升，日三服。

太陽少陽併病，而反下之，成結胸，心下必鞕。若下利不止，水漿不下，其人必煩。

脈浮而緊，而復下之，緊反入裏，則成痞，按之自濡，但氣痞耳，小青龍湯主之。

太陽中風，下利，嘔逆，表解者，乃可攻之。若其人漐漐汗出，發作有時，頭痛，心下痞滿，引脇下痛，乾嘔，短氣，汗出不惡寒者，此表解裏未和也，十棗湯主之。

【十棗湯方】

芫花（熬） 甘遂 大戟

右三味，各等分，别搗為散，以水一升半，先煮大棗肥者十枚，取八合，去滓，内藥末。强人服一錢匕，羸人服半錢匕，温服之。平旦服。若下少，病不除者，明日更服，加半錢。得快下利後，糜粥自養。

太陽病，醫發汗，遂發熱惡寒。因復下之，心下痞，表裏俱虛，陰陽氣併竭，無陽則陰獨。復加燒鍼，因胸煩，面色青黄，膚瞤者，難治。今色微黄，手足温者，易愈。

心下痞，按之濡，其脈關上浮大者，大黄黄連黄芩瀉心湯主之。

【大黄黄連黄芩瀉心湯方】

大黄二兩　黄連一兩　黄芩一兩

右三味，以麻沸湯二升漬之，須臾絞去滓，分温再服。

心下痞，而復惡寒者，附子瀉心湯主之。

【附子瀉心湯方】

大黄二兩　黄連一兩　黄芩一兩　附子一枚（炮，去皮，破，别煮取汁）

右四味，切三味，以麻沸湯二升漬之，須臾絞去滓，内附子汁，分温再服。

本以下之故，心下痞，與瀉心湯，痞不解，其人渴而口燥煩，小便不利者，五苓散主之。

傷寒，汗出，解之後，胃中不和，心下痞鞕，乾噫食臭，脇下有水氣，腹中雷鳴，下利者，生薑瀉心湯主之。

【生薑瀉心湯方】

生薑四兩　甘草三兩（炙）　人參三兩　乾薑一兩　黄芩三兩　半夏半升　黄連一兩　大棗十二枚（擘）

右八味，以水一斗，煮取六升，去滓，再煎取三升，温服一升，日三服。

傷寒中風，醫反下之，其人下利，日數十行，穀不化，腹中雷鳴，心下痞鞕而滿，乾嘔，心煩不得安，醫見心下痞，謂病不盡，復下之，其痞益甚，此非結熱，但以胃中虛，客氣上逆，故使鞕也，甘草瀉心湯主之。

【甘草瀉心湯方】

甘草四兩（炙） 黄芩三兩 乾薑三兩 人參三兩 半夏半升 黄連一兩 大棗十二枚（擘）

右七味，以水一斗，煮取六升，去滓，再煎取三升，温服一升，日三服。

傷寒，服湯藥下之，利不止，心下痞鞕，服瀉心湯不已，復以他藥下之，利益甚，醫以理中與之，利仍不止。理中者，理中焦，此利在下焦故也，赤石脂禹餘糧湯主之。復不止者，當利其小便。

【赤石脂禹餘糧湯方】

赤石脂一斤（碎） 太乙禹餘糧一斤（碎）

右二味，以水六升，煮取三升，去滓，分温三服。

傷寒吐下後，發汗，虛煩，脈甚微，八九日，心下痞鞕，脇下痛，氣上衝咽喉，眩冒，經脈動惕者，久而成痿。

傷寒，發汗，若吐、若下，解後，心下痞鞕，噫氣不除者，旋覆代赭湯主之。

【旋覆代赭湯方】

旋覆花三兩　人參二兩　生薑五兩　代赭石一兩　甘草三兩（炙）　半夏半升（洗）　大棗十二枚

右七味，以水一斗，煮取六升，去滓，再煎取三升，温服一升，日三服。

太陽病，外證未除，而數下之，遂協熱而利，利下不止，心下痞鞕，表裏不解者，桂枝人參湯主之。

【桂枝人參湯方】

桂枝四兩　甘草四兩（炙）　白朮三兩　人參三兩　乾薑三兩

右五味，以水九升，先煮四味，取五升，内桂枝，更煮取三升，去滓，温服一升，日再服，夜一服。

傷寒，大下後，復發汗，心下痞，惡寒者，表未解也，不可攻痞，當先解表，後攻其痞。解表宜桂枝湯，攻痞宜大黄黄連黄芩瀉心湯。

傷寒發熱，汗出不解，心下痞鞕，嘔吐而不利者，大柴胡湯主之。

病如桂枝證，頭不痛，項不强，寸脈微浮，胸中痞鞕，氣上衝咽喉，不得息者，此為胸有寒也，當吐之，宜瓜蔕散。

【瓜蔕散方】

瓜蔕一分（熬）　赤小豆一分

右二味，各別搗篩，為散已，合治之，取一錢匕，以香豉一合，用熱湯七合，煮作稀糜，去滓，取汁，和散，温頓服之。不吐者，少少加，得快吐乃止。諸亡血虛家，不可與。

病脇下素有痞，連在臍旁，痛引少腹，入陰筋者，此名藏結，死。

傷寒，若吐、若下後，七八日不解，熱結在裏，表裏俱熱，時時惡風，大渴，舌上乾燥而煩，欲飲水數升者，白虎加人參湯主之。

傷寒，無大熱，口燥渴，心煩，背微惡寒者，白虎加人參湯主之。

傷寒，脈浮，發熱，無汗，其表不解，當發汗，不可與白虎湯。渴欲飲，無表證也，白虎加人參湯主之。

太陽少陽併病，心下鞕，頸項强而眩者，當刺大椎、肺俞、肝俞，慎不可下也，下之則痙。

太陽與少陽合病，自下利者，與黃芩湯。若嘔者，黃芩加半夏生薑湯主之。

【黃芩湯方】

黃芩三兩　芍藥二兩　甘草二兩　大棗十二枚（擘）

右四味，以水一斗，煮取三升，去滓，温服一升，日再服，夜一服。

【黃芩加半夏生薑湯方】

黄芩三兩 芍藥二兩 甘草二兩（炙） 半夏半升（洗） 生薑一兩半 大棗十二枚（擘）

右六味，以水一斗，煮取三升，去滓，温服一升，日再服，夜一服。

傷寒，胸中有熱，胃中有邪氣，腹中痛，欲嘔者，黄連湯主之。

【黄連湯方】

黄連三兩 甘草三兩（炙） 乾薑三兩 桂枝三兩 人參二兩 半夏半升（洗） 大棗十二枚（擘）

右七味，以水一斗，煮取六升，去滓，温服一升，日三服，夜三服。

傷寒，脈浮滑，此以裏有熱，表無寒也，白虎湯主之。

【白虎湯方】

知母六兩 石膏一斤（碎，綿裹） 甘草二兩（炙） 粳米六合

右四味，以水一斗，煮米熟湯成，去滓，温服一升，日三服。

傷寒，脈結促，心動悸者，炙甘草湯主之。

【炙甘草湯方】

甘草四兩（炙） 生薑三兩（切） 人參二兩 地黄半斤 桂枝三兩 麥門冬半升 阿膠二兩 麻仁半升 大棗十二枚（擘）

右九味，以清酒七升，先煮八味，取三升，去滓，内膠烊消盡，温服一升，日三服。

傷寒雜病論　卷九

辨陽明病脈證幷治

問曰：病有太陽陽明，有正陽陽明，有少陽陽明，何謂也？答曰：太陽陽明者，脾約是也；正陽陽明者，胃家實是也；少陽陽明者，發汗，利小便已，胃中燥、煩、實，大便難是也。

陽明之為病，胃家實是也。

問曰：何緣得陽明病？答曰：太陽病若發汗，若下，若利小便，此亡津液，胃中乾燥，因轉屬陽明。不更衣，內實，大便難者，此名陽明也。

問曰：陽明病外證云何？答曰：身熱，汗自出，不惡寒，反惡熱也。

問曰：病有得之一日，不發熱而惡寒者，何也？答曰：雖得之一日，惡寒將自罷，即自汗出而惡熱也。

問曰：惡寒何故自罷？答曰：陽明居中，主土也，萬物所歸，無所復傳，始雖惡寒，二日自止，此為陽明病也。

本太陽病，初得病時發其汗，汗先出不徹，因轉屬陽明也。

傷寒發熱，無汗，嘔不能食，而反汗出濈濈然者，是轉屬陽明也。

傷寒三日，陽明脈大者，此為不傳也。

傷寒，脈浮而緩，手足自温者，是為繫在太陰。太陰者，身當發黃，若小便自利者，不能發黃。至七八日大便鞕者，為陽明病也。

傷寒轉屬陽明者，其人濈然微汗出也。

陽明中風，口苦咽乾，腹滿微喘，發熱惡風，脈浮而緩。若下之，則腹滿，小便難也。

陽明病，若能食，名中風；不能食，名中寒。

陽明病，若中寒者，不能食，小便不利，手足濈然汗出，此欲作固瘕，必大便初鞕後溏。所以然者，以胃中冷，水穀不别故也。

陽明病，初欲食，小便不利，大便自調，其人骨節疼，翕翕然如有熱狀，奄然發狂，濈然汗出而解者，此水不勝穀氣，與汗共并，脈小則愈。

陽明病，欲解時，從申至戌上。

陽明病，不能食，攻其熱必噦。所以然者，其人本虚，胃中冷故也。

陽明病，脈遲，食難用飽，飽則微煩，頭眩，必小便難，此欲作穀癉。雖下之，腹滿如故。所以然者，脈遲故也。

陽明病，法多汗，反無汗，其身如蟲行皮中狀者，此以久虛故也。

陽明病，反無汗，而小便利，二三日嘔而欬，手足厥者，必苦頭痛。若不欬、不嘔、手足不厥者，頭不痛。

陽明病，但頭眩，不惡寒，故能食。若欬者，其人必咽痛；不欬者，咽不痛。

陽明病，無汗，小便不利，心中懊憹者，身必發黃。

陽明病，被火，額上微汗出，而小便不利者，必發黃。（依桂本補。）

陽明病，脈浮而大者，必潮熱，發作有時。但浮者，必自汗出。

陽明病，口燥，但欲漱水，不欲嚥者，此必衄。

陽明病，本自汗出，醫更重發汗，病已差，尚微煩不了了者，此必大便鞕故也。以亡津液，胃中乾燥，故令大便鞕。當問其小便日幾行，若本小便日三四行，今日再行，則知大便不久必出。所以然者，以小便數少，津液當還入胃中，故知不久必大便也。

傷寒嘔多，雖有陽明證，不可攻之。

陽明證，心下鞕滿者，不可攻之。攻之，利遂不止者死，利止者愈。

陽明證，眼合色赤，不可攻之。攻之必發熱，色黄者，小便不利也。

陽明病，不吐、不下、心煩者，可與調胃承氣湯。

【調胃承氣湯方】

甘草二兩（炙）芒消半斤 大黄四兩（酒洗）

右三味，以水三升，煮二物，至一升，去滓，内芒消，更上微火一二沸，頓服之。

陽明病，脈實，雖汗出，而不惡熱者，其身必重，短氣，腹滿而喘，有潮熱者，此外欲解，可攻裏也。手足濈然汗出者，此大便已鞕也，大承氣湯主之；若汗多，微發熱惡寒者，外未解也。其熱不潮者，未可與承氣湯；若腹大滿不通者，可與小承氣湯，微和胃氣，勿令大泄下。

【大承氣湯方】

大黄四兩（酒洗）厚朴半斤（炙，去皮）枳實五枚（炙）芒消三合

右四味，以水一斗，先煮二物，取五升，去滓，内大黄，更煮取二升，去滓，内芒消，更上微火一兩沸，分温再服，得下餘勿服。

【小承氣湯方】

大黄四兩（酒洗）厚朴二兩（炙，去皮）枳實三枚（炙）

右三味，以水四升，煮取一升二合，去滓，分温再服。初服更衣者，停後服，不爾者，盡飲之。

陽明病，潮熱，大便微鞕者，可與大承氣湯，不鞕者不可與之。若不大便六七日，恐有燥屎，欲知之法，少與小承氣湯。湯入腹中，轉矢氣者，此有燥屎也，乃可攻之；若不轉矢氣者，此但初頭鞕，後必溏，不可攻之，攻之必脹滿，不能食也。欲飲水者，與水則噦；其後發熱者，必大便復鞕而少也，以小承氣湯和之。不轉失氣者，慎不可攻也。

陽明病，實則讝語，虛則鄭聲。鄭聲者，重語也。直視、讝語、喘滿者，死；下利者，亦死。

陽明病，發汗多，若重發汗，以亡其陽，讝語。脈短者，死；脈自和者，不死。

傷寒，若吐、若下後不解，不大便五六日，上至十餘日，日晡所發潮熱，不惡寒，獨語如見鬼狀。若劇者，發則不識人，循衣摸牀，惕而不安，微喘，直視；脈弦者生，濇者死；微者，但發熱，讝語者，大承氣湯主之。

陽明病，其人多汗，以津液外出，胃中燥，大便必鞕，鞕則讝語，小承氣湯主之。

陽明病，讝語，發潮熱，脈滑而疾者，小承氣湯主之。

陽明病，服承氣湯後，不轉矢氣，明日又不大便，脈反微濇者，裏虛也，為難治，不可更與承氣湯也。

陽明病，讝語，有潮熱，反不能食者，胃中必有燥屎五六枚也；若能食者，但鞕爾，宜大承氣湯下之。

陽明病，下血、讝語者，此為熱入血室。但頭汗出者，刺期門，隨其實而瀉之，濈然汗出則愈。

陽明病，汗出、讝語者，以有燥屎在胃中，此為實也。須過經乃可下之。下之若早，語言必亂，以表虛裏實故也。下之宜大承氣湯。

傷寒四五日，脈沉而喘滿，沉為在裏，而反發其汗，津液越出，大便為難，表虛裏實，久則讝語。

三陽合病，腹滿，身重，難以轉側，口不仁，面垢。若發汗，則讝語、遺尿，下之，則手足逆冷、額上出汗。若自汗者，宜白虎湯；自利者，宜葛根黃連黃芩甘草湯。

【白虎湯方】

知母六兩 石膏一斤（碎，綿裹） 甘草二兩（炙） 粳米六合

右四味，以水一斗，煮米熟湯成，去滓，溫服一升，日三服。

【葛根黃連黃芩甘草湯方】

葛根半斤　黃連三兩　黃芩三兩　甘草二兩（炙）

右四味，以水八升，先煮葛根，減二升，去上沫，内諸藥，煮取二升，去滓，分温再服。

二陽併病，太陽證罷，但發潮熱、手足漐漐汗出、大便難而譫語者，下之則愈，宜大承氣湯。

陽明病，脈浮而大，咽燥口苦，腹滿而喘，發熱汗出，不惡寒，反惡熱，身重；若發汗，則躁，心憒憒，反譫語；若加温鍼，必怵惕，煩躁不得眠；若下之，則胃中空虛，客氣動膈，心中懊憹。舌上胎者，梔子豉湯主之。

【梔子豉湯方】

梔子十四枚（擘）　香豉四合（綿裹）

右二味，以水四升，先煮梔子，取二升半，内豉，煮取一升半，去滓，分温二服。得吐者，止後服。

陽明病，渴欲飲水，口乾舌燥者，白虎加人參湯主之。

【白虎加人參湯方】

知母六兩　石膏一斤（碎，綿裹）　甘草二兩（炙）　粳米六合　人參三兩

右五味，以水一斗，煮米熟湯成，去滓，温服一升，日三服。

陽明病，脈浮，發熱，渴欲飲水，小便不利者，豬苓湯主之。

【豬苓湯方】

豬苓一兩（去皮） 茯苓一兩 澤瀉一兩 阿膠一兩 滑石一兩（碎）

右五味，以水四升，先煮四味，取二升，去滓，内阿膠烊消，温服七合，日三服。

陽明病，汗出多而渴者，不可與豬苓湯。以汗多胃中燥，豬苓湯復利其小便故也。

陽明病，脈浮而遲，表熱裏寒，下利清穀者，四逆湯主之。

【四逆湯方】

人參二兩 甘草二兩（炙） 乾薑一兩半 附子一枚（炮，去皮，破八片）

右四味，以水三升，煮取一升二合，去滓，分温二服。

陽明病，胃中虛冷，不能食者，不可與水飲之，飲則必噦。

陽明病，脈浮，發熱，口乾，鼻燥，能食者，衄。

陽明病，下之，其外有熱，手足温，不結胸，心中懊憹，飢不能食，但頭汗出者，梔子豉湯主之。

陽明病，發潮熱，大便溏，小便自可，胸脇滿不去者，與小柴胡湯。

【小柴胡湯方】

柴胡半斤 黃芩三兩 人參三兩 半夏半升（洗） 甘草三兩（炙） 生薑三兩（切） 大棗十二枚（擘）

右七味，以水一斗二升，煮取六升，去滓，再煎取三升，温服一升，日三服。

陽明病，脇下鞕滿，不大便而嘔，舌上白胎者，可與小柴胡湯。上焦得通，津液得下，胃氣因和，身濈然汗出而解也。

陽明中風，脈弦浮大，而短氣，腹都滿，脇下及心痛，久按之氣不通，鼻乾不得涕，嗜卧，一身及目悉黄，小便難，有潮熱，時時噦，耳前後腫。刺之小差，外不解。病過十日，脈續浮者，與小柴胡湯；脈但浮，無餘證者，與麻黄湯；若不尿，腹滿加噦者，不治。

【麻黄湯方】

麻黄三兩（去節） 桂枝二兩（去皮） 甘草一兩（炙） 杏仁七十箇（去皮尖）

右四味，以水九升，煮麻黄，減二升，去上沫，内諸藥，煮取二升半，去滓，温服八合。覆取微似汗，不須啜粥，餘如桂枝湯法將息。

動作頭痛，短氣，有潮熱者，屬陽明也，白蜜煎主之。

【白蜜煎方】

人參一兩 地黄六兩 麻仁一升 白蜜八合

右四味，以水一斗，先煎三味，取五升，去滓，内蜜，再煎一二沸，每服一升，日三夜二。

陽明病，自汗出。若發汗、小便自利者，此為津液內竭，便雖鞕不可攻之，當須自欲大便，宜蜜煎導而通之。若王瓜根及大豬膽汁，皆可為導。

【蜜煎導方】

食蜜七合

右一味，內銅器中，微火煎之，稍凝如飴狀，攪之勿令焦著。可丸時，併手捻作挺，令頭銳，大如指，長二寸許。當熱時急作，冷則鞕。內穀道中，以手緊抱，欲大便時乃去之。

【豬膽汁方】

大豬膽一枚

右一味，瀉汁，和醋少許，灌穀道中。如一食頃，當大便，出宿食甚多。

陽明病，脈遲，汗出多，微惡寒者，表未解也，可發汗，宜桂枝湯。

陽明病，脈浮，無汗而喘者，發汗則愈，宜麻黃湯。

陽明病，發熱汗出者，此為熱越，不能發黃也。但頭汗出，身無汗，劑頸而還，小便不利，渴引水漿者，此為瘀熱在裏，身必發黃，茵陳蒿湯主之。

【茵陳蒿湯方】

茵陳蒿六兩　梔子十四枚（擘）　大黃二兩（去皮）

右三味，以水一斗二升，先煮茵陳，減六升，内二味，煮取三升，去滓，分温三服，小便當利，尿如皂莢汁狀，色正赤。一宿病減，黄從小便去也。

陽明病，其人善忘者，必有蓄血。所以然者，本有久瘀血，故令善忘。屎雖鞕，大便反易，其色必黑，宜抵當湯下之。

【抵當湯方】

水蛭三十箇（熬）䖟蟲三十箇（去翅足，熬）桃仁二十箇（去皮尖）大黄三兩（酒洗）

右四味，以水五升，煮取三升，去滓，温服一升。不下更服。

陽明病，下之，心中懊憹而煩，胃中有燥屎者，可攻；腹微滿，大便初鞕後溏者，不可攻之。若有燥屎者，宜大承氣湯。

病人不大便五六日，繞臍痛，煩躁，發作有時者，此有燥屎，故使不大便也。

病人煩熱，汗出則解。又，如瘧狀，日晡所發熱者，屬陽明也。脈實者，宜下之；脈浮大者，宜發汗。下之與大承氣湯，發汗宜桂枝湯。

大下後，六七日不大便，煩不解，腹滿痛者，此有燥屎也。所以然者，本有宿食故也，宜大承氣湯。

病人小便不利，大便乍難乍易，時有微熱，喘息不能卧者，有燥屎也，宜大承氣湯。

食穀欲嘔者，屬陽明也，吳茱萸湯主之。得湯反劇者，屬上焦也，小半夏湯主之。

【吳茱萸湯方】

吳茱萸一升 人參三兩 生薑六兩（切） 大棗十二枚（擘）

右四味，以水七升，煮取二升，去滓，温服七合，日三服。

【小半夏湯方】

半夏一升 生薑半斤

右二味，以水七升，煮取一升半，去滓，分温再服。

太陽病，寸緩、關浮、尺弱，其人發熱汗出，後惡寒，不嘔，但心下痞者，此以醫下之。如其未下，病人不惡寒而渴者，此轉屬陽明也。小便數者，大便必鞕，不更衣十日，無所苦也。渴欲飲水者，少少與之，以法救之；渴而飲水多，小便不利者，宜五苓散。

【五苓散方】

豬苓十八銖（去皮） 澤瀉一兩六銖 白术十八銖 茯苓十八銖 桂枝半兩

右五味，搗為散，以白飲和服方寸匕，日三服，多飲煖水，汗出愈。如法將息。

脈陽微而汗出少者，為自和；汗出多者，為太過；陽脈實，因發其汗，出多者，亦為太過。太過者，為陽絶於裏，亡津液，大便因鞕也。

脈浮而芤，浮為陽，芤為陰，浮芤相搏，胃氣生熱，其陽則絶。

趺陽脈浮而濇，浮則胃氣强，濇則小便數。浮數相搏，大便則鞕，其脾為約，麻子仁丸主之。

【麻子仁丸方】

麻子仁二升　芍藥半斤　枳實半斤（炙）　大黃一斤（去皮）　厚朴一尺（炙）　杏仁一升（去皮尖）

右六味，蜜為丸，如梧桐子大，飲服十丸，日三服，漸加，以知為度。

太陽病二日，發汗不解，蒸蒸發熱者，屬陽明也，調胃承氣湯主之。

傷寒，吐後，腹脹滿者，與調胃承氣湯。

太陽病，若吐、若下、若發汗後，微煩、小便數、大便因鞕者，與小承氣湯和之愈。

得病二三日，脈弱，無太陽柴胡證，煩躁，心下鞕。至四五日，雖能食，以小承氣湯少少與，微和之，令小安。至六日，與小承氣湯一升。若不大便六七日，小便少者，雖不大便，但初頭鞕，後必溏，未定成鞕，攻之必溏；須小便利，屎定鞕，乃可攻之，宜大承氣湯。
傷寒六七日，目中不了了，睛不和，無表裏證，大便難，身微熱者，此為實也，急下之，宜大承氣湯。
陽明病，發熱汗多者，急下之，宜大承氣湯。
發汗不解，腹滿痛者，急下之，宜大承氣湯。
腹滿不減，減不足言，當下之，宜大承氣湯。
陽明少陽合病，必下利。其脈不負者，為順也；負者，失也。互相尅責，名為負也。脈滑而數者，有宿食也，當下之，宜大承氣湯。
病人無表裏證，發熱七八日，雖脈浮數者，可下之。假令已下，脈數不解，合熱則消穀、善飢。至六七日不大便者，有瘀血也，宜抵當湯；若脈數不解，而下利不止，必協熱便膿血也。
傷寒，發汗已，身目為黄，所以然者，以寒溼在裏，不解故也。不可汗也，當於寒溼中求之。
傷寒七八日，身黄如橘子色，小便不利，腹微滿者，茵陳蒿湯主之。
傷寒，身黄、發熱者，梔子檗皮湯主之。

【梔子檗皮湯方】

梔子十五枚（擘） 甘草一兩（炙） 黃檗二兩

右三味，以水四升，煮取一升半，去滓，分温再服。

傷寒，瘀熱在裏，其身必黃，麻黃連軺赤小豆湯主之。

【麻黃連軺赤小豆湯方】

麻黃二兩 連軺二兩 杏仁四十箇（去皮尖） 赤小豆一升 大棗十二枚 生梓白皮一斤（切） 生薑二兩（切） 甘草二兩（炙）

右八味，以潦水一斗，先煮麻黃再沸，去上沫，内諸藥，煮取三升，去滓，分温三服，半日服盡。

陽明病，身熱，不能食，食即頭眩，心胸不安，久久發黃，此名穀癉，茵陳蒿湯主之。

陽明病，身熱，發黃，心中懊憹，或熱痛，因於酒食者，此名酒癉，梔子大黃湯主之。

【梔子大黃湯方】

梔子十四枚 大黃一兩 枳實五枚 豉一升

右四味，以水六升，煮取三升，去滓，温服一升，日三服。

陽明病，身黃，津液枯燥，色暗不明者，此熱入於血分也，豬膏髮煎主之。

【豬膏髮煎方】

豬膏半斤　亂髮如雞子大三枚

右二味，和膏煎之，髮消藥成，分再服，病從小便出。

黄癉，腹滿，小便不利而赤，自汗出，此為表和裏實，當下之，宜大黄消石湯。

【大黄消石湯方】

大黄四兩　黄蘗四兩　芒消四兩　梔子十五枚

右四味，以水六升，先煮三味，取二升，去滓，内消，更煮取一升，頓服。

諸黄，腹痛而嘔者，宜大柴胡湯。

【大柴胡湯方】

柴胡半斤　黄芩三兩　芍藥三兩　半夏半升（洗）生薑五兩（切）枳實四枚（炙）大棗十二枚（擘）大黄二兩

右八味，以水一斗二升，煮取六升，去滓，再煎，温服二升，日三服。

黄病，小便色不變，自利，腹滿而喘者，不可除熱，除熱必噦。噦者，小半夏湯主之。

諸黄家，但利其小便，五苓散加茵陳蒿主之。假令脈浮，當以汗解者，宜桂枝加黄耆湯。

【五苓散加茵陳蒿方】

即五苓散加茵陳蒿十分，同末。

【桂枝加黃耆湯方】

桂枝三兩 芍藥三兩 甘草二兩（炙） 生薑三兩（切） 大棗十五枚 黃耆二兩

右六味，以水八升，煮取三升，去滓，温服一升，日三服。

諸黃，小便自利者，當以虛勞法，小建中湯主之。

【小建中湯方】

桂枝三兩 芍藥六兩 甘草二兩（切） 生薑三兩（切） 大棗十二枚（擘） 膠飴一升

右六味，以水七升，先煮五味，取三升，去滓，内飴，更上微火消解，温服一升，日三服。

陽明病，腹滿，小便不利，舌萎黃燥，不得眠者，此屬黃家。

黃癉病，當以十八日為期，治之十日以上差，反劇者，為難治。

夫病脈沉，渴欲飲水，小便不利者，後必發黃。

趺陽脈微而弦，法當腹滿，若不滿者，必大便難，兩胠疼痛，此為虛寒，當温之，宜吳茱萸湯。

夫病人腹痛繞臍，此為陽明風冷，穀氣不行。若反下之，其氣必衝。若不衝者，心下則痞。當温之，宜理中湯。

【理中湯方】

人參三兩　白术三兩　甘草三兩　乾薑三兩

右四味，以水八升，煮取三升，去滓，温服一升，日三服。

陽明病，發熱十餘日，脈浮而數，腹滿，飲食如故者，厚朴七物湯主之。

【厚朴七物湯方】

厚朴半斤　甘草三兩　大黄三兩　枳實五枚　桂枝二兩　生薑五兩　大棗十枚

右七味，以水一斗，煮取四升，去滓，温服八合，日三服。

陽明病，腹中切痛、雷鳴、逆滿，嘔吐者，此虚寒也，附子粳米湯主之。

【附子粳米湯方】

附子一枚（炮）　半夏半升　甘草一兩　大棗十枚　粳米半升

右五味，以水八升，煮米熟湯成，去滓，温服一升，日三服。

陽明病，腹中寒痛，嘔不能食，有物突起，如見頭足，痛不可近者，大建中湯主之。

【大建中湯方】

蜀椒二合（去目汗） 乾薑四兩 人參一兩 膠飴一升

右四味，以水四升，先煮三味，取二升，去滓，内膠飴，微火煮取一升半，分温再服。如一炊頃，可飲粥二升，後更服，當一日食糜粥，温覆之。

陽明病，腹滿，脇下偏痛，發熱，其脈弦緊者，當以温藥下之，宜大黄附子細辛湯。

【大黄附子細辛湯方】

大黄三兩 附子三兩 細辛二兩

右三味，以水五升，煮取二升，去滓，分温三服。一服後，如人行四五里，再進一服。

問曰：陽明、宿食，何以别之？師曰：寸口脈浮而大，按之反濇，尺中亦微而濇，故知其有宿食也，大承氣湯主之。

寸口脈數而滑者，此為有宿食也。

下利不欲食者，此為有宿食也。

脈緊如轉索，此為有宿食也。

脈緊，腹中痛，惡風寒者，此為有宿食也。

宿食在上脘者，法當吐之，宜瓜蔕散。

【瓜蔕散方】

瓜蔕一分（熬） 赤小豆一分

右二味，各别搗篩，為散已，合治之，取一錢匕，以香豉一合，用熱湯七合，煮作稀糜，去滓，取汁，和散，温頓服之。不吐者，少少加，得快吐乃止。諸亡血虚家，不可與。

傷寒雜病論 卷十

辨少陽病脈證幷治

少陽之為病，口苦，咽乾，目眩是也。

少陽中風，兩耳無所聞，目赤，胸中滿而煩者，不可吐下，吐下則悸而驚。

傷寒，脈弦細，頭痛，發熱者，屬少陽，不可發汗。發汗則譫語，煩躁，此屬胃不和也，和之則愈。

本太陽病，不解，轉入少陽者，脇下鞕滿，乾嘔，不能食，往來寒熱，脈沉弦者，不可吐下，與小柴胡湯。

【小柴胡湯方】

柴胡半斤　黄芩三兩　人參三兩　半夏半升（洗）　甘草三兩（炙）　生薑三兩（切）　大棗十二枚（擘）

右七味，以水一斗二升，煮取六升，去滓，再煎取三升，温服一升，日三服。

少陽病，氣上逆，今脇下痛，甚則嘔逆，此為膽氣不降也，柴胡芍藥枳實甘草湯主之。

【柴胡芍藥枳實甘草湯方】

柴胡八兩 芍藥三兩 枳實四枚（炙） 甘草三兩（炙）

右四味，以水一斗，煮取六升，去滓，再煎取三升，温服一升，日三服。

若以吐、下、發汗、温鍼，譫語，柴胡湯證罷者，此為壞證，知犯何逆，以法救之，柴胡湯不中與也。

三陽合病，脈浮大，上關上，但欲眠睡，目合則汗，此上焦不通故也，宜小柴胡湯。

傷寒四五日，無大熱，其人煩躁者，此為陽去入陰故也。

傷寒三日，三陽為盡，三陰當受邪，其人反能食而不嘔者，此為三陰不受邪也。

傷寒三日，少陽脈小者，為欲已也。

少陽病，欲解時，從寅至辰上。

辨太陰病脈證幷治

太陰之為病，腹滿而吐，食不下，自利益甚，時腹自痛。若下之，必胸下結鞕。

太陰中風，四肢煩疼，陽微陰濇而長者，為欲愈。

太陰病，脈浮者，可發汗，宜桂枝湯。

【桂枝湯方】

桂枝三兩（去皮） 芍藥三兩 甘草二兩（炙） 生薑三兩（切） 大棗十二枚（擘）

右五味，㕮咀，以水七升，微火煮取三升，去滓。適寒温，服一升。服已須臾，歠熱稀粥一升餘，以助藥力。温覆令一時許，徧身漐漐微似有汗者益佳，不可令如水流漓，病必不除。

自利不渴者，屬太陰，以其藏有寒故也。當温之，宜服理中、四逆輩。

傷寒，脈浮而緩，手足自温者，繫在太陰。太陰當發身黃；若小便自利者，不能發黃。至七八日，雖暴煩、下利日十餘行，必自止，以脾家實，腐穢當去故也。

本太陽病，醫反下之，因爾腹滿時痛者，屬太陰也，桂枝加芍藥湯主之；大實痛者，桂枝加大黃湯主之。

【桂枝加芍藥湯方】

桂枝三兩 芍藥六兩 甘草二兩（炙） 生薑三兩（切） 大棗十二枚（擘）

右五味，以水七升，煮取三升，去滓，温分三服。

【桂枝加大黄湯方】

桂枝三兩 大黄二兩 芍藥六兩 甘草二兩（炙） 生薑三兩（切） 大棗十二枚（擘）

右六味，以水七升，煮取三升，去滓，温服一升，日三服。

太陰病，脈弱，其人續自便利，設當行大黄、芍藥者，宜減之，以其人胃氣弱，易動故也。

太陰病，大便反鞕，腹中脹滿者，此脾氣不轉也，宜白术枳實乾薑白蜜湯；若不脹滿，反短氣者，黄耆五物湯加乾薑半夏主之。

【白术枳實乾薑白蜜湯方】

白术三兩 枳實一兩半 乾薑一兩 白蜜二兩

右四味，以水六升，先煮三味，去滓，取三升，内白蜜烊消，温服一升，日三服。

【黄耆五物加乾薑半夏湯方】

黄耆三兩 桂枝三兩 芍藥三兩 生薑六兩（切） 大棗十二枚（擘） 乾薑三兩 半夏半升（洗）

右七味，以水一斗，煮取五升，去滓，再煎取三升，分温三服。

太陰病，渴欲飲水，飲水即吐者，此為水在膈上，宜半夏茯苓湯。

【半夏茯苓湯方】

半夏一升 茯苓四兩 澤瀉二兩 乾薑一兩

右四味，以水四升，煮取三升，去滓，分溫再服，小便利，則愈。

太陰病，下利，口渴，脈虛而微數者，此津液傷也，宜人參白术芍藥甘草湯。

【人參白术芍藥甘草湯方】

人參三兩 白术三兩 芍藥二兩 甘草二兩（炙）

右四味，以水五升，煮取三升，去滓，溫服一升，日三服。

太陰病，不下利、吐逆，但苦腹大而脹者，此脾氣實也，厚朴四物湯主之。

【厚朴四物湯方】

厚朴二兩（炙） 枳實三枚（炙） 半夏半升（洗） 橘皮一兩

右四味，以水五升，煮取三升，去滓，溫服一升，日三服。

太陰病，不吐、不滿，但遺矢無度者，虛故也，理中加黃耆湯主之。

【理中加黃耆湯方】

人參三兩 白术三兩 乾薑三兩 甘草三兩（炙） 黃耆三兩

右五味，以水八升，煮取三升，去滓，温服一升，日三服。

太陰病，欲吐不吐，下利時甚時疏，脈浮濇者，桂枝去芍藥加茯苓白术湯主之。

【桂枝去芍藥加茯苓白术湯方】

桂枝三兩　甘草二兩（炙）　茯苓三兩　白术三兩　生薑三兩（切）　大棗十二枚（擘）

右六味，以水八升，煮取三升，去滓，温服一升，日三服。

太陰病，吐逆，腹中冷痛，雷鳴下利，脈沉緊者，小柴胡加茯苓白术湯主之。

【小柴胡加茯苓白术湯方】

柴胡半斤　黄芩三兩　人參三兩　半夏半升（洗）　甘草三兩（炙）　生薑三兩（切）　大棗十二枚（擘）　茯苓三兩　白术三兩

右九味，以水一斗二升，煮取六升，去滓，再煎取三升，温服一升，日三服。

太陰病，有宿食，脈滑而實者，可下之，宜承氣輩；若大便溏者，宜厚朴枳實白术甘草湯。

【厚朴枳實白术甘草湯方】

厚朴三兩　枳實三兩　白术二兩　甘草二兩

右四味，以水六升，煮取三升，去滓，温服一升，日三服。

太陰病，欲解時，從亥至丑上。

辨少陰病脈證并治

少陰之為病，脈微細，但欲寐也。

少陰病，欲吐不吐，心煩，但欲寐。五六日，自利而渴者，屬少陰也。虛，故飲水自救。若小便色白者，少陰病形悉具。小便白者，以下焦虛寒，不能制水，故令色白也。

病人脈陰陽俱緊，反汗出者，亡陽也。此屬少陰，法當咽痛而復吐利。

少陰病，欬而下利、讝語者，被火氣刼故也，小便必難，以强責少陰汗也。

少陰病，脈細沉數，病為在裏，不可發汗。

少陰病，脈微，不可發汗，亡陽故也。陽已虛，尺脈弱濇者，復不可下之。

少陰病，脈緊，至七八日，自下利，脈暴微，手足反温，脈緊反去者，為欲解也，雖煩、下利，必自愈。

少陰病，下利，若利自止，惡寒而蜷卧，手足温者，可治。

少陰病，惡寒而蜷，時自煩，欲去衣被者，可治。

少陰中風，脈陽微陰浮者，為欲愈。

少陰病，欲解時，從子至寅上。

少陰病，吐利，手足不逆冷，反發熱者，不死。脈不至者，灸少陰七壯。

少陰病，八九日，一身手足盡熱者，以熱在膀胱，必便血也。

少陰病，但厥無汗，而强發之，必動其血，未知從何道而出，或從口鼻，或從耳出者，是名下厥上竭，為難治。

少陰病，惡寒，身蜷而利，手足逆冷者，不治。

少陰病，吐利，躁煩，四逆者，死。

少陰病，下利止，而頭眩，時時自冒者，死。

少陰病，四逆，惡寒而身蜷，脈不至，心煩而躁者，死。

少陰病，六七日，息高者，死。

少陰病，脈微細沉，但欲卧，汗出不煩，自欲吐。至五六日，自利，復煩躁，不得卧寐者，死。

少陰病，始得之，反發熱，脈沉者，麻黄附子細辛湯主之。

【麻黄附子細辛湯方】

麻黄二兩　附子一枚（炮，去皮，破八片）　細辛二兩

右三味，以水一斗，先煮麻黄，減二升，去上沫，内諸藥，煮取三升，去滓，温服一升，日三服。

少陰病，得之二三日，麻黄附子甘草湯微發汗。以二三日無裏證，故微發汗也。

【麻黄附子甘草湯方】

麻黄二兩　附子一枚（炮，去皮，破八片）　甘草二兩（炙）

右三味，以水七升，先煮麻黄一二沸，去上沫，内諸藥，煮取三升，去滓，温服一升，日三服。

少陰病，得之二三日以上，心中煩，不得卧者，黄連阿膠湯主之。

【黄連阿膠湯方】

黄連四兩　黄芩二兩　芍藥二兩　阿膠三兩　雞子黄二枚

右五味，以水六升，先煮三味，取二升，去滓，内膠烊盡，小冷，内雞子黄，攪令相得，温服七合，日三服。

少陰病，得之一二日，口中和，其背惡寒者，當灸之，附子湯主之。

【附子湯方】

附子二枚（炮，去皮，破八片）　茯苓三兩　人參二兩　白术四兩　芍藥三兩

右五味，以水八升，煮取三升，去滓，温服一升，日三服。

少陰病，身體痛，手足寒，骨節痛，脈沉者，附子湯主之。

少陰病，脈微而弱，身痛如掣者，此榮衛不和故也，當歸四逆湯主之。

【當歸四逆湯方】

當歸三兩 芍藥三兩 桂枝三兩 細辛三兩 木通三兩 甘草二兩（炙） 大棗二十五枚（擘）

右七味，以水八升，煮取三升，去滓，温服一升，日三服。

少陰病，下利，便膿血者，桃花湯主之。

【桃花湯方】

赤石脂一斤（一半全用，一半篩末） 乾薑一兩 粳米一升

右三味，以水七升，煮米令熟，去滓，温服七合，内赤石脂末方寸匕，日三服。若一服愈，餘勿服。

少陰病，二三日至四五日，腹痛，小便不利，下利不止，便膿血者，桃花湯主之。

少陰病，下利便膿血者，可刺足陽明。

少陰病，吐利，手足逆冷，煩躁欲死者，吳茱萸湯主之。

【吳茱萸湯方】

吳茱萸一升 人參二兩 生薑六兩（切） 大棗十二枚（擘）

右四味，以水七升，煮取二升，去滓，温服七合，日三服。

少陰病，下利，咽痛，胸滿，心煩者，豬膚湯主之。

【豬膚湯方】

豬膚一斤

右一味，以水一斗，煮取五升，去滓，加白蜜一升，白粉五合，熬香，和令相得，分温六服。（白粉即米粉。）

少陰病，二三日，咽中痛者，可與甘草湯。不差，與桔梗湯。

【甘草湯方】

甘草二兩

右一味，以水三升，煮取一升半，去滓。温服七合，日二服。

【桔梗湯方】

桔梗一兩 甘草二兩

右二味，以水三升，煮取一升，去滓，温分再服。

少陰病，咽中傷，生瘡，痛引喉旁，不能語言，聲不出者，苦酒湯主之。

【苦酒湯方】

半夏十四枚（洗，破如棗核）雞子一枚（去黄，内上苦酒，著雞子殼中）

右二味，内半夏著苦酒中，以雞子殼置刀環中，安火上，令三沸，去滓，少少含嚥之。不差，更作三劑。

少陰病，咽中痛，脈反浮者，半夏散及湯主之。

【半夏散方】

半夏（洗） 桂枝 甘草（炙）

右三味，等分，各别搗篩已，合治之。白飲和服方寸匕，日三服。若不能服散者，以水一升，煎七沸，内散兩方寸匕，更煎三沸，下火令小冷，少少嚥之。

少陰病，下利，白通湯主之。

【白通湯方】

葱白四莖 乾薑一兩 附子一枚（生用，去皮，破八片）

右三味，以水三升，煮取一升，去滓，分温再服。

少陰病，下利，脈微者，與白通湯。利不止，厥逆無脈，乾嘔煩者，白通加豬膽汁湯主之。服湯後，脈暴出者死，微續者生。

【白通加豬膽汁湯方】

葱白四莖 乾薑一兩 附子一枚（生用，去皮，破八片） 人尿五合 豬膽汁一合右五味，以水五升，先煮三物，取一升，去滓，内人尿、豬膽汁，和令相得，分温再服。若無膽汁，亦可用。

少陰病，二三日不已，至四五日，腹痛，小便不利，四肢沉重疼痛，自下利者，此為有水氣。其人或欬，或小便不利，或下利，或嘔者，真武湯主之。

【真武湯方】

茯苓三兩 芍藥三兩 白术二兩 生薑三兩（切） 附子一枚（炮，去皮，破八片）

右五味，以水八升，煮取三升，去滓。温服七合，日三服。

若欬者，加五味子半升，細辛、乾薑各一兩；若小便不利者，加茯苓一兩；若下利者，去芍藥，加乾薑二兩；若嘔者，去附子，加生薑，足前成半斤。

少陰病，下利清穀，裏寒外熱。手足厥逆，脈微欲絶，身反不惡寒，其人面色赤，或腹痛，或乾嘔，或咽痛，或利止脈不出者，通脈四逆湯主之。

【通脈四逆湯方】

甘草二兩（炙） 附子大者一枚（生用，去皮，破八片） 乾薑三兩 人參一兩

右四味，以水三升，煮取一升二合，去滓，分温再服。其脈即出者，愈。

面色赤者，加葱九莖；腹中痛者，去葱，加芍藥二兩；嘔者，加生薑二兩；咽痛者，去芍藥，加桔梗一

兩；利止脈不出者，去桔梗，加人參二兩。

少陰病，四逆。其人或欬，或悸，或小便不利，或腹中痛，或泄利下重者，四逆散主之。

【四逆散方】

甘草二兩（炙） 附子大者一枚 乾薑一兩半 人參二兩

右四味，擣篩，白飲和服方寸匕。

欬者，去人參，加五味子、乾薑各五分，并主下利；悸者，加桂枝五分；小便不利者，加茯苓五分；泄利下重者，先以水五升，煮薤白三兩，取三升，去滓，以散三方寸匕內湯中，煮取一升半，分温再服。

少陰病，下利，六七日，欬而嘔渴，心煩不得眠者，豬苓湯主之。

【豬苓湯方】

豬苓一兩（去皮） 茯苓一兩（去皮） 澤瀉一兩 阿膠一兩 滑石一兩（碎）

右五味，以水四升，先煮四味，取二升，去滓，內阿膠烊盡，温服七合，日三服。

少陰病，得之二三日，口燥咽乾者，急下之，宜大承氣湯。

【大承氣湯方】

大黄四兩（酒洗） 厚朴半斤（炙，去皮） 枳實五枚（炙） 芒消三合右四味，以水一斗，先煮二味，取五升，去滓，内大黄，更煮取二升，去滓，内芒消，更上微火一二沸，分温再服，得下餘勿服。

少陰病，自利清水，色純青，心下必痛，口乾燥者，可下之，宜大承氣湯。

少陰病六七日，腹脹不大便者，急下之，宜大承氣湯。

少陰病，脈沉者，急温之，宜四逆湯。

【四逆湯方】

人參二兩　甘草二兩（炙）　乾薑二兩半　附子一枚（炮，去皮，破八片）

右四味，以水三升，煮取一升二合，去滓，分温再服。

少陰病，飲食入口即吐，或心中温温欲吐，復不能吐。始得之，手足寒，脈弦遲者，此胸中實，不可下也，當吐之。若膈上有寒飲，乾嘔者，不可吐也，當温之，宜四逆湯。

少陰病，下利，脈微濇，嘔而汗出，必數更衣，反少者，當温其上，灸之。

辨厥陰病脈證并治

厥陰之為病，消渴，氣上撞心，心中疼熱，飢而不欲食，食則吐蚘，下之利不止。

厥陰中風，脈微浮，為欲愈；不浮，為未愈。

厥陰，欲解時，從丑至卯上。

厥陰病，渴欲飲水者，少少與之，愈。

諸四逆厥者，不可下之，虛家亦然。

傷寒，先厥、後發熱而利者，必自止。見厥復利。

傷寒，始發熱，六日厥，反九日而利。凡厥利者，當不能食。今反能食者，恐為除中。食以素餅，不發熱者，知胃氣尚在，必愈。恐暴熱來，出而復去也。後日脈之，其熱續在者，期之旦日夜半愈。所以然者，本發熱，六日厥，反九日復發熱，三日并前六日，亦為九日，與厥相應，故期之旦日夜半愈。後三日脈之，而脈數，其熱不罷者，此為熱氣有餘，必發癰膿也。

傷寒六七日，脈遲，而反與黃芩湯徹其熱。脈遲為寒，今與黃芩湯復除其熱，腹中應冷。今反能食，此名除中，必死。

傷寒，先厥後發熱，下利必自止，而反汗出，咽中痛者，其喉為痹。發熱無汗，而利必自止。若不止，必便膿血。便膿血者，其喉不痹。

傷寒，一二日至四五日，厥者必發熱，前熱者後必厥。厥深者熱亦深，厥微者熱亦微。厥應下之，而反發汗者，必口傷爛赤。

傷寒病，厥五日，熱亦五日，設六日，當復厥，不厥者，自愈。厥終不過五日，以熱五日，知自愈。

凡厥者，陰陽氣不相順接，便為厥。厥者，手足逆冷是也。

傷寒，脈微而厥，至七八日，膚冷，其人躁，無暫安時者，此為藏厥，非蚘厥也。蚘厥者，其人當吐蚘。今病者靜，而復時煩，此為藏寒，蚘上入其膈，故煩。須臾復止，得食而嘔又煩者，蚘聞食臭出，其人當自吐蚘。蚘厥者，烏梅丸主之。又主久利。

【烏梅丸方】

烏梅三百枚　細辛六兩　乾薑十兩　黃連十六兩　當歸四兩　附子六兩（炮，去皮）　蜀椒四兩（出汗）　桂枝六兩（去皮）　人參六兩　黃檗六兩

右十味，異擣篩，合治之，以苦酒漬烏梅一宿，去核，蒸之五斗米下。飯熟，擣成泥，和藥令相得，內臼中，與蜜杵二千下，丸如梧桐子大。先食飲服十丸，日三服，稍加至二十丸。禁生冷、滑物、臭食等。

傷寒，熱少微厥，指頭寒，嘿嘿不欲食，煩躁，數日小便利，色白者，此熱除也。欲得食，其病為愈。若厥而嘔，胸脇煩滿者，其後必便血。

病者，手足厥冷，不結胸，小腹滿，按之痛者，此冷結在膀胱關元也。

傷寒，發熱四日，厥反三日，復熱四日，厥少熱多者，其病當愈。四日至七日，熱不除者，必便膿血。

傷寒，厥四日，熱反三日，復厥五日，其病為進。寒多熱少，陽氣退，故為進也。

傷寒，六七日，脈微，手足厥冷。煩躁，灸厥陰，厥不還者，死。

傷寒，發熱，下利，厥逆，躁不得卧者，死。

傷寒，發熱，下利至甚，厥不止者，死。

傷寒，六七日，不利，便發熱而利，其人汗出不止者，死。有陰無陽故也。

傷寒，五六日，不結胸，腹濡，脈虛，復厥者，不可下也。此為亡血，下之則死。

傷寒，發熱而厥，七日下利者，為難治。

傷寒，脈促，手足厥逆，不可灸之。

傷寒，脈滑而厥者，裏有熱也，白虎湯主之。

傷寒，手足厥逆，脈細欲絶者，當歸四逆加人參附子湯主之。若其人内有久寒者，當歸四逆加吳茱萸生薑附子湯主之。

【當歸四逆加人參附子湯方】

當歸三兩　桂枝三兩（去皮）　芍藥三兩　細辛三兩　甘草二兩（炙）　木通二兩　大棗二十五枚（擘）　人參三兩　附子一枚（炮，去皮，破八片）

右九味，以水八升，煮取三升，去滓，温服一升，日三服。

【當歸四逆加吳茱萸生薑附子湯方】

吳茱萸二升　生薑半斤　附子一枚（炮，去皮，破八片）　當歸三兩　桂枝三兩（去皮）　芍藥三兩　細辛三兩　甘草二兩（炙）　木通二兩　大棗二十五枚（擘）

右十味，以水六升，清酒六升和，煮取三升，温服一升，日三服。

大汗出，熱不去，内拘急，四肢疼，復下利、厥逆而惡寒者，四逆湯主之。

【四逆湯方】

人參二兩　甘草二兩（炙）　乾薑一兩半　附子一枚（炮，去皮，破八片）

右四味，以水三升，煮取一升二合，去滓，分温再服。

大汗，若大下利而厥逆冷者，四逆湯主之。

病人手足厥冷，脉乍緊者，邪結在胸中，心下滿而煩，飢不能食者，病在胸中，當須吐之，宜瓜蔕散。

【瓜蔕散方】

瓜蔕一分（熬）　赤小豆一分

右二味，各别擣篩，為散已，合治之，取一錢匕，以香豉一合，用熱湯七合，煮作稀糜，去滓，取汁，和散，温頓服之。不吐者，少少加，得快吐乃止。諸亡血虚家，不可與。

傷寒，厥而心下悸者，宜先治水，當服茯苓甘草湯，卻治其厥。不爾，水漬入胃，必作利也。

【茯苓甘草湯方】

茯苓二兩　桂枝二兩　甘草一兩（炙）　生薑三兩（切）

右四味，以水四升，煮取二升，去滓，分温三服。

傷寒，六七日，大下後，寸脈沉而遲，手足厥逆，下部脈不至，咽喉不利，唾膿血，泄利不止者，為難治，人參附子湯主之。不差，復以人參乾薑湯與之。

【人參附子湯方】

人參二兩　附子一枚　乾薑二兩（炮）　半夏半斤　阿膠二兩　柏葉三兩

右六味，以水六升，煮取二升，去滓，内膠烊消。温服一升，日再服。

【人參乾薑湯方】

人參二兩 附子一枚 乾薑三兩 桂枝二兩（去皮） 甘草二兩（炙）

右五味，以水二升，煮取一升，去滓。温頓服之。

傷寒，四五日，腹中痛，若轉氣下趨少腹者，此欲自利也。

傷寒，本自寒下，醫復吐下之，寒格，更逆吐下，麻黄升麻湯主之。若食入口即吐，乾薑黄芩黄連人參湯主之。

【麻黄升麻湯方】

麻黄二兩半（去節） 升麻一兩 知母一兩 黄芩一兩半 桂枝二兩 白术一兩 甘草一兩（炙）

右七味，以水一斗，先煮麻黄，去上沫，内諸藥，煮取三升，去滓，温服一升，日三服。

【乾薑黄芩黄連人參湯方】

乾薑三兩 黄芩三兩 黄連三兩 人參三兩

右四味，以水六升，煮取二升，去滓，分温再服。

下利，有微熱而渴，脈弱者，令自愈。

下利，脈數，有微熱，汗出者，為欲愈；脈緊者，為未解。

下利，手足厥逆，無脈者，灸之不温，若脈不還，反微喘者，死。少陰負趺陽者，為順也。

下利，寸脈反浮數，尺中自濇者，必圊膿血，柏葉阿膠湯主之。

【柏葉阿膠湯方】

柏葉三兩 阿膠二兩 乾薑二兩（炮） 牡丹皮三兩

右四味，以水三升，先煮三味，取二升，去滓，內膠烊消，温服一升，日再服。

下利清穀，下可攻表。汗出，必脹滿。

下利，脈沉弦者，下重也；脈大者，為未止；脈微弱數者，為欲自止，雖發熱，不死。

下利，脈沉而遲，其人面少赤，身有微熱，下利清穀者，必鬱冒，汗出而解，病人必微厥，所以然者，其面戴陽，下虛故也。

下利，脈數而渴者，令自愈。設不差，必清膿血，以有熱故也。

下利後，脈絕，手足厥冷，晬時脈還，手足温者，生；脈不還者，死。

傷寒，下利，日十餘行，脈反實者，死。

下利清穀，裏寒外熱，汗出而厥者，通脈四逆湯主之。

【通脈四逆湯方】

甘草二兩（炙） 附子大者一枚（生用，去皮，破八片） 乾薑三兩 人參二兩右四味，以水三升，煮取一升二合，去滓，分温再服。

熱利下重者，白頭翁湯主之。

【白頭翁湯方】

白頭翁二兩　黄連　黄檗　秦皮各三兩

右四味，以水七升，煮取二升，去滓，温服一升。不愈，更服一升。

下利，其人虚極者，白頭翁加阿膠甘草湯主之。

【白頭翁加阿膠甘草湯方】

白頭翁二兩　甘草二兩　阿膠二兩　黄連三兩　黄檗三兩　秦皮三兩

右六味，以水七升，煮取二升半，去滓，内膠烊消，分温三服。

下利，腹脹滿，身體疼痛者，先温其裏，乃攻其表。温裏宜四逆湯，攻表宜桂枝湯。

下利，欲飲水者，以有熱故也，白頭翁湯主之。

下利，讝語者，有燥屎也，宜小承氣湯。

下利後，更煩，按之心下濡者，為虚煩也，宜梔子豉湯。

【梔子豉湯方】

梔子十四枚（擘） 香豉四合（綿裹）

右二味，以水四升，先煮梔子，取二升半，內豉，煮取一升半，去滓，分温二服。得吐者，止後服。

下利，腹痛，若胸痛者，紫參湯主之。

【紫參湯方】

紫參半斤 甘草三兩

右二味，以水五升，先煮紫參，取二升，內甘草，煮取一升半，分温再服。

氣利，訶黎勒散主之。

【訶黎勒散方】

訶黎勒十枚（煨）

右一味，為散，粥飲和，頓服之。

嘔家，有癰膿者，不可治嘔，膿盡自愈。

嘔而胸滿者，吳茱萸湯主之。

【吳茱萸湯方】

吳茱萸一升 人參三兩 生薑六兩（切） 大棗十二枚（擘）

右四味，以水七升，煮取二升，去滓，温服七合，日三服。

乾嘔，吐涎沫，頭痛者，吳茱萸湯主之。

嘔而發熱者，小柴胡湯主之。

嘔而脈弱，小便復利，身有微熱，見厥者，難治，四逆湯主之。

乾嘔、吐逆、吐涎沫，半夏乾薑散主之。

【半夏乾薑散方】

半夏 乾薑各等分

右二味，杵為散，取方寸匕，漿水一升半，煮取七合，頓服之。

傷寒，大吐、大下之，極虛，復極汗者，以其人外氣怫鬱，復與之水，以發其汗，因得噦。所以然者，胃中寒冷故也。

傷寒，噦而腹滿，視其前後，知何部不利，利之則愈。

病人胸中似喘不喘，似嘔不嘔，似噦不噦，徹心中憒憒然無奈者，生薑半夏湯主之。

【生薑半夏湯方】

生薑一斤 半夏半升

右二味，以水三升，先煮半夏，取二升，內生薑汁，煮取一升，小冷，分四服，日三夜一。嘔止，停後服。

乾嘔、噦，若手足厥者，橘皮湯主之。

【橘皮湯方】

橘皮四兩　生薑半斤

右二味，以水七升，煮取三升，温服一升，下咽即愈。

噦逆，其人虛者，橘皮竹茹湯主之。

【橘皮竹茹湯方】

橘皮二斤　竹茹二升　人參一兩　甘草五兩　生薑半斤　大棗三十枚

右六味，以水一斗，煮取三升，温服一升，日三服。

諸嘔，穀不得下者，小半夏湯主之。

【小半夏湯方】

半夏一升　生薑半斤

右二味，以水七升，煮取一升半，分温再服。

便膿血，相傳為病，此名疫利。其原因於夏，而發於秋，熱燥相搏，遂傷氣血，流於腸間，其後乃重，脈洪變數，黃連茯苓湯主之。

【黃連茯苓湯方】

黃連二兩 茯苓三兩 阿膠一兩半 芍藥三兩 黄芩三兩 半夏一升

右六味，以水一斗，先煮五味，取三升，去滓，内膠烊消，分温三服。

若胸中熱甚者，加黄連一兩，合前成三兩；腹滿者，加厚朴二兩；虚者，加甘草二兩；渴者，去半夏，加栝樓根二兩。

病人嘔吐涎沫，心痛，若腹痛，發作有時，其脈反洪大者，此蟲之為病也，甘草粉蜜湯主之。

【甘草粉蜜湯方】

甘草二兩 白粉一兩（即鉛粉） 蜜四兩

右三味，以水三升，先煮甘草，取二升，去滓，内粉、蜜攪令和，煎如薄粥，温服一升。差，止後服。

厥陰病，脈弦而緊，弦則衛氣不行，緊則不欲食，邪正相搏，即為寒疝。繞臍而痛，手足厥冷，是其候也。脈沉緊者，大烏頭煎主之。

【大烏頭煎方】

烏頭大者五枚（熬，去皮）

右一味，以水三升，煮取一升，去滓，内蜜二升，煎令水氣盡，取二升。强人服七合，弱人服五合。不差，明日更服。

寒疝，腹中痛，若脇痛裏急者，當歸生薑羊肉湯主之。

【當歸生薑羊肉湯方】

當歸三兩 生薑五兩 羊肉一斤

右三味，以水八升，煮取三升，温服七合，日三服。寒多者，加生薑成一斤；痛多而嘔者，加橘皮二兩，白术一兩。加生薑者，亦加水五升，煮取三升，分温三服。

寒疝，腹中痛，手足不仁，若逆冷，若身疼痛，灸、刺、諸藥不能治者，烏頭桂枝湯主之。

【烏頭桂枝湯方】

烏頭五枚

右一味，以蜜二升，煮減半，去滓，以桂枝湯五合解之，令得一升。初服二合；不知，即服三合；又不知，加至五合。其知者，如醉狀。得吐者，為中病。

病人睾丸偏有大小，時有上下，此為狐疝，宜先刺厥陰之俞，後與蜘蛛散。

【蜘蛛散方】

蜘蛛十四枚（熬） 桂枝一兩

右二味，為散，以白飲和服方寸匕，日再服。蜜丸亦可。

寸口脈浮而遲，浮則為虛，遲則為勞。虛則衛氣不足，勞則榮氣竭。

趺陽脈浮而數，浮則為氣，數則消穀而大便堅。氣盛則溲數，溲數則堅。堅數相搏，即為消渴。

消渴，小便多，飲一斗，小便亦一斗者，腎氣丸主之。

【腎氣丸方】

地黃八兩 薯蕷四兩 山茱萸四兩 澤瀉三兩 牡丹皮三兩 茯苓三兩 桂枝一兩 附子一枚（炮）

右八味，擣篩，煉蜜和丸，如梧桐子大，酒下十五丸，漸加至二十五丸，日再服。不能飲者，白飲下之。

消渴，脈浮，有微熱，小便不利者，五苓散主之。

消渴，欲飲水，胃反而吐者，茯苓澤瀉湯主之。

【茯苓澤瀉湯方】

茯苓半斤 澤瀉四兩 甘草二兩 桂枝二兩 白术三兩 生薑四兩

右六味，以水一斗，煮取三升，去滓。温服一升，日三服。

消渴，欲得水，而貪飲不休者，文蛤湯主之。

【文蛤湯方】

文蛤五兩　麻黄三兩　甘草三兩　生薑三兩　石膏五兩　杏仁五十枚　大棗十二枚

右七味，以水六升，煮取二升，去滓，温服一升，汗出即愈。若不汗，再服。

小便痛悶，下如粟狀，少腹弦急，痛引臍中，其名曰淋，此熱結在下焦也，小柴胡加茯苓湯主之。

【小柴胡加茯苓湯方】

即小柴胡湯加茯苓四兩，煎服法同。

辨霍亂吐利病脈證并治

問曰：病有霍亂者何？答曰：嘔吐而利，此名霍亂。

師曰：霍亂屬太陰，霍亂必吐利，吐利不必盡霍亂。霍亂者，由寒熱雜合混亂於中也。熱氣上逆故吐，寒氣下注故利。其有飲食不節，壅滯於中，上者竟上則吐，下者竟下則利，此名吐利，非霍亂也。

問曰：病有發熱、頭痛、身疼、惡寒、吐利者，此屬何病？答曰：此非霍亂。霍亂自吐下。今惡寒、身疼，復更發熱，故知非霍亂也。

霍亂嘔吐下利，無寒熱，脈濡弱者，理中湯主之。

【理中湯方】

人參三兩　白术三兩　甘草三兩　乾薑三兩

右四味，以水八升，煮取三升，去滓，温服一升，日三服。

先吐後利，腹中滿痛，無寒熱，脈濡弱而濇者，此宿食也。白术茯苓半夏枳實湯主之。

【白术茯苓半夏枳實湯方】

白术三兩 茯苓四兩 半夏一升 枳實一兩半

右四味，以水六升，煮取三升，去滓，分温三服。

胸中滿，欲吐不吐，下利時疎，無寒熱，腹中絞痛，寸口脈弱而結者，此宿食在上故也，宜瓜蔕散。

【瓜蔕散方】

瓜蔕一分（熬） 赤小豆一分

右二味，各别搗篩，為散已，合治之，取一錢匕，以香豉一合，用熱湯七合，煮取稀糜，去滓，取汁，和散，温頓服之。不吐者，少少加，乃快吐為止。

霍亂，嘔吐，下利清穀，手足厥冷，脈沉而遲者，四逆湯主之。

【四逆湯方】

人參二兩 甘草二兩（炙） 乾薑一兩半 附子一枚（炮，去皮，破八片）

右四味，以水六升，煮取一升二合，去滓，分温再服。

吐、利、發熱，脈濡弱而大者，白术石膏半夏乾薑湯主之。

【白术石膏半夏乾薑湯方】

白术三兩　石膏半斤　半夏半升　乾薑二兩

右四味，以水六升，煮取三升，去滓，分温三服。口渴者加人參二兩，黄連一兩。

嘔吐，甚則蚘出；下利，時密時疎；身微熱，手足厥冷，面色青，脈沉弦而緊者，四逆加吳茱萸黄連湯主之。

【四逆加吳茱萸黄連湯方】

附子一枚（生用，去皮，破八片）　乾薑一兩半　甘草二兩（炙）　人參二兩　吳茱萸半升　黄連一兩

右六味，以水六升，煮取二升，去滓，温服一升，日再服。

霍亂，吐利，口渴，汗出，短氣，脈弱而濡者，理中加人參栝樓根湯主之。

【理中加人參栝樓根湯方】

人參四兩　白术三兩　甘草三兩　乾薑三兩　栝樓根二兩

右五味，以水八升，煮取三升，去滓，温服一升，日三服。

飲水即吐，食穀則利，脈遲而弱者，理中加附子湯主之。

【理中加附子湯方】

人參三兩　白术三兩　甘草三兩　乾薑三兩　附子一兩

右五味，以水八升，煮取三升，去滓，温服一升，日三服。

腹中脹滿而痛，時時上下，痛氣上則吐，痛氣下則利，脈濡而濇者，理中湯主之。

霍亂證，有虛實，因其人本有虛實，證隨本變故也。虛者脈濡而弱，宜理中湯；實者脈急而促，宜葛根黃連黃芩甘草湯。

【葛根黃連黃芩甘草湯方】

葛根半斤 黃連三兩 黃芩三兩 甘草二兩（炙）

右四味，以水八升，先煮葛根，減二升，去上沫，内諸藥，煮取二升，去滓，分温再服。

霍亂，轉筋，必先其時已有寒邪留於筋間，傷其榮氣，隨證而發，脈當濡弱，時一弦急厥逆者，理中加附子湯主之。

霍亂已，頭痛，發熱，身疼痛，熱多，欲飲水者，五苓散主之。寒多，不飲水者，理中丸主之。

【五苓散方】

豬苓十八銖（去皮） 澤瀉一兩六銖 白术十八銖 茯苓十八銖 桂枝半兩

右五味，搗為散，以白飲和服方寸匕，日三服，多飲煖水，汗出愈，如法將息。

【理中丸方】

人參三兩 乾薑三兩 甘草三兩 白术三兩

右四味，擣篩，蜜和為丸，如雞子黄大，以沸湯數合和一丸，研碎温服，日三服，夜二服。腹中未熱，可益至三四丸。

傷寒，其脈微濇者，本是霍亂，今是傷寒，卻四五日，至陰經上，若轉入陰者，必利。若欲似大便，而反矢氣，仍不利者，此屬陽明也，便必鞕，十三日愈。所以然者，經盡故也。

下利後，便當鞕，鞕則能食者，愈。今反不能食，到後經中，頗能食，復過一經亦能食，過之一日當愈，不愈者，不屬陽明也。

傷寒，脈微而復利，利自止者，亡血也，四逆加人參湯主之。

【四逆加人參湯方】

甘草二兩（炙） 附子一枚（生用，去皮，破八片） 乾薑一兩半 人參三兩

右四味，以水三升，煮取一升二合，去滓，分温再服。

吐利止，而身痛不休者，當消息和解其外，宜桂枝湯。

吐利，汗出，發熱，惡寒，四肢拘急，手足厥冷者，四逆湯主之。

既吐且利，小便復利，而大汗出，下利清穀，内寒外熱，脈微欲絶者，四逆湯主之。

吐已、下斷，汗出而厥，四肢拘急不解，脈微欲絶者，通脈四逆加豬膽汁湯主之。

【通脈四逆加豬膽汁湯方】

甘草二兩（炙） 乾薑三兩 附子大者一枚（生用） 豬膽汁半合 人參二兩

右五味，以水三升，先煮四味，取一升，去滓，内豬膽汁攪勻，分溫再服。

吐利後，汗出，脈平小，煩者，以新虛不勝穀氣故也。

辯痙陰陽易差後勞復病脈證幷治

太陽病，發熱，無汗，而惡寒者，若脈沉遲，名剛痙。

太陽病，發熱，汗出，不惡寒者，若脈浮數，名柔痙。

太陽病，發熱，脈沉而細者，名曰痙，為難治。

太陽病，發汗太多，因致痙。

風家，下之則痙，復發汗，必拘急。

瘡家，不可發汗，汗出則痙。

病者身熱足寒，頸項强急，惡寒，時頭熱，面赤目赤，獨頭動揺，卒口噤，背反張者，痙病也。若發其汗，寒溼相得，其表益虚，則惡寒甚，發其汗已，其脈如蛇，暴脈脹大者，為未解；其脈如故，及伏弦者，為未解。（依桂本。）

夫痙，脈按之緊如弦，直上下行。

痙病，有灸瘡者，難治。

太陽病，其證備，身體强几几然，脈反沉遲，此為痙，栝樓桂枝湯主之。

【栝樓桂枝湯方】

栝樓根三兩　桂枝三兩（去皮）　甘草二兩（炙）　芍藥三兩　生薑二兩（切）　大棗十二枚（擘）

右六味，以水七升，微火煮取三升，去滓，適寒温服一升，日三服。

太陽病，無汗，而小便反少，氣上衝胸，口噤不得語，欲作剛痙者，葛根湯主之。

【葛根湯方】

葛根四兩　麻黄三兩（去節）　桂枝三兩（去皮）　芍藥二兩　甘草二兩（炙）　生薑三兩（切）　大棗十二枚（擘）

右七味，以水一斗，先煮麻黄、葛根，減二升，去上沫，内諸藥，煮取三升，去滓，温服一升，覆取微似汗，餘如桂枝法將息及禁忌。

痙病，手足厥冷，發熱間作，脣青目陷，脈沉弦者，風邪入厥陰也，桂枝加附子當歸細辛人參乾薑湯主之。

【桂枝加附子當歸細辛人參乾薑湯方】

桂枝三兩　芍藥三兩　甘草二兩（炙）　當歸四兩　細辛一兩　附子一枚（炮）　人參二兩　乾薑一兩（炙）　生薑三兩（切）　大棗十二枚（擘）

右十味，以水一斗二升，煮取四升，去滓，温服一升，日三服，夜一服。

痙病，本屬太陽，若發熱，汗出，脈弦而實者，轉屬陽明也，宜承氣輩與之。

痙病，胸滿，口噤，卧不著席，脚攣急，必介齒，宜大承氣湯。

【大承氣湯方】

減大黄四兩（酒洗）厚朴半斤（炙，去皮）枳實五枚（炙）芒消三合

右四味，以水一斗，先煮二物，取五升，去滓，内大黄，更煮取二升，去滓，内芒消，更上微火一兩沸，分温再服，得下，餘勿服。

傷寒，陰陽易之為病，其人身體重，少氣，少腹裏急，或引陰中拘攣，熱上衝胸，頭重不欲舉，眼中生花，膝脛拘急者，燒裩散主之。

【燒裩散方】

右剪取婦人中裩近隱處，燒灰，以水和服方寸匕，日三服，小便即利，陰頭微腫則愈。婦人病取男子裩襠燒，和服如法。

大病差後，勞復者，枳實梔子豉湯主之。若有宿食者，加大黄如博碁子大五六枚。

【枳實梔子豉湯方】

枳實三枚（炙）梔子十四枚（擘）香豉一升（綿裹）

右三味，以清漿水七升，空煮取四升，内枳實、梔子煮取二升，内香豉更煮五六沸，去滓，温分再服，覆令微似汗。

傷寒差已後，更發熱者，小柴胡湯主之。脈浮者，以汗解之；脈沉實者，以下解之。

大病差後，從腰以下有水氣者，牡蠣澤瀉散主之。

【牡蠣澤瀉散方】

牡蠣 澤瀉 栝樓根 蜀漆（洗去腥） 葶藶（熬） 商陸根（熬） 海藻（洗去腥）

右七味等分，異搗，下篩為散，更入臼中治之，白飲和服方寸匕，日三服。小便利，止後服。

大病差後，喜唾，久不了了，胸上有寒也，當以丸藥温之，宜理中丸。

傷寒解後，虛羸少氣，氣逆欲吐者，竹葉石膏湯主之。

【竹葉石膏湯方】

竹葉二把 石膏一斤 半夏半升（洗） 人參三兩 麥門冬一升 甘草二兩（炙） 粳米半升

右七味，以水一斗，先煮六味，取六升，去滓，內粳米，煮米熟湯成，去米，温服一升，日三服。

大病已解，而日暮微煩者，以病新差，人强與穀，脾胃之氣尚弱，不能消穀，故令微煩，損穀則愈。

辨百合狐惑陰陽毒病脈證并治

百合病者，百脈一宗，悉致其病也。意欲食，復不能食，常默默，欲卧不能卧，欲行不能行，飲食或有美時，或有不欲聞食臭時，如寒無寒，如熱無熱，口苦，小便赤，諸藥不能治，得藥則劇吐利，如有神靈者，身形如和，其脈微數。每溺時頭痛者，六十日乃愈；若溺時頭不痛，淅淅然者，四十日愈；若溺時快然，但頭眩者，二十日愈。其證或未病而預見，或病四五日始見，或病至二十日或一月後見者，各隨其證，依法治之。

百合病，見於發汗之後者，百合知母湯主之。

【百合知母湯方】

百合七枚（擘）　知母三兩（切）

右二味，先以水洗百合，漬一宿，當白沫出，去其水，另以泉水二升，煮取一升，去滓；别以泉水二升煮知母，取一升，去滓；後合煎，取一升五合，分温再服。

百合病，見於下之後者，百合滑石代赭湯主之。

【百合滑石代赭湯方】

百合七枚（擘）　滑石三兩（碎，綿裹）　代赭石如彈丸大一枚（碎，綿裹）

右三味，以水先洗，煮百合如前法，別以泉水二升，煮二味，取一升，去滓，合和，重煎，取一升五合，分温再服。

百合病，見於吐之後者，百合雞子黃湯主之。

【百合雞子黃湯方】

百合七枚（擘）　雞子黃一枚

右二味，先洗煮百合如前法，去滓，内雞子黃，攪勻，頓服之。

百合病，不經發汗、吐下，病形如初者，百合地黃湯主之。

【百合地黃湯方】

百合七枚（擘）　地黃汁一升

右二味，先洗煮百合如上法，去滓，内地黃汁，煎取一升五合，分温再服。中病，勿更服。大便當如漆。

百合病，一月不解，變成渴者，百合洗方主之。不差，栝樓牡蠣散主之。

【百合洗方】

百合一升

右一味，以水一斗，漬之一宿，以洗身。洗已，食煮餅，勿以鹽豉也。

【栝樓牡蠣散方】

栝樓根　牡蠣（熬）各等分

右二味，搗為散，白飲和服方寸匕，日三服。

百合病，變發熱者，百合滑石散主之。

【百合滑石散方】

百合一兩（炙）　滑石二兩

右二味，為散，飲服方寸匕，日三服。當微利，熱除則止後服。

百合病，見於陰者，以陽法救之；見於陽者，以陰法救之。見陽攻陰，復發其汗，此為逆；見陰攻陽，乃復下之，此亦為逆。

狐惑之為病，狀如傷寒，默默欲眠，目不得閉，卧起不安。蝕於喉為惑，蝕於陰為狐。不欲飲食，惡聞食臭，其面目乍赤、乍黑、乍白。蝕於上部則聲嗄，甘草瀉心湯主之；蝕於下部則咽乾，苦參湯洗之；蝕於肛者，雄黃熏之。

【甘草瀉心湯方】

甘草四兩（炙） 黃芩三兩 乾薑三兩 人参三兩 半夏半升 黃連一兩 大棗十二枚（擘）

右七味，以水一斗，煮取六升，去滓，再煎取三升，温服一升，日三服。

【苦參湯方】

苦參一斤

右一味，以水一斗，煮取七升，去滓，熏洗，日三次。

【雄黃散方】

雄黃一兩

右一味，為末，筒瓦二枚合之，内藥於中，以火燒烟，向肛熏之。

病者，脈數，無熱，微煩，默默但欲卧，汗出。初得之三四日，目赤如鳩眼；七八日，目四眥黑。若能食者，膿已成也，赤豆當歸散主之。

【赤豆當歸散方】

赤小豆三升（浸令芽出，曝乾） 當歸十兩

右二味，杵為散，漿水和服方寸匕，日三服。

陽毒之為病，面赤斑斑如錦紋，咽喉痛，唾膿血。五日可治，七日不可治，升麻鱉甲湯主之。

【升麻鱉甲湯方】

升麻二兩 蜀椒一兩（去汗） 雄黄半兩（研） 當歸一兩 甘草二兩 鱉甲一片（炙）

右六味，以水四升，煮取一升，頓服之，不差再服，取汗。

陰毒之為病，面目青，身痛如被杖，咽喉痛。五日可治，七日不可治。升麻鱉甲湯去雄黄蜀椒主之。

【升麻鱉甲去雄黄蜀椒湯方】

升麻二兩 當歸一兩 甘草二兩 鱉甲一片

右四味，以水二升，煮取一升，去滓，頓服之。不差再服。

辨瘧病脈證并治

師曰：瘧病，其脈弦數者，熱多寒少；其脈弦遲者，寒多熱少。脈弦而小緊者，可下之；弦遲者，可溫之；弦緊者，可汗之、鍼之、灸之；浮大者，可吐之；弦數者，風發也，當於少陽中求之。

問曰：瘧病，以月一日發者，當以十五日愈，甚者當月盡解。如其不差，當云何？師曰：此結為癥瘕，必有瘧母，急治之，宜鱉甲煎丸。

【鱉甲煎丸方】

鱉甲 柴胡 黄芩 大黄 牡丹皮 䗪蟲 阿膠

右七味，各等分，搗篩，煉蜜為丸，如梧桐子大。每服七丸，日三服，清酒下，不能飲者，白飲亦可。

師曰：陰氣孤絶，陽氣獨發，則熱而少氣煩悗，手足熱而欲嘔，此名癉瘧，白虎加桂枝人參湯主之。

【白虎加桂枝人參湯方】

知母六兩 石膏一斤 甘草二兩（炙） 粳米二合 桂枝三兩 人參三兩

右六味，以水一斗，煮米熟湯成，去滓，温服一升，日三服。

瘧病，其脈如平，身無寒，但熱，骨節疼煩，時作嘔，此名溫瘧，宜白虎加桂枝湯。

【白虎加桂枝湯方】

即前方去人參一味。

瘧病，多寒，或但寒不熱者，此名牡瘧，蜀漆散主之，柴胡桂薑湯亦主之。

【蜀漆散方】

蜀漆（洗去腥） 雲母（燒二日夜） 龍骨各等分

右三味，杵為散，未發前以漿水和服半錢匕。

【柴胡桂薑湯方】

柴胡半斤 桂枝三兩 乾薑二兩 栝樓根四兩 黄芩三兩 牡蠣二兩（熬） 甘草二兩（炙）

右七味，以水一斗二升，煮取六升，去滓，再煎取三升，温服一升，日三服。初服微煩，復服，汗出便愈。

辨血痹虛勞病脈證幷治

問曰：血痹之病，從何得之？師曰：夫尊榮之人，骨弱肌膚盛，重因疲勞汗出，卧不時動摇，加被微風，遂得之。但以脈寸口微濇，關上小緊，宜鍼引陽氣，令脈和、緊去則愈。

血痹，陰陽俱微，或寸口關上微，尺中小緊，外證身體不仁，如風痹狀，黄耆桂枝五物湯主之。

【黄耆桂枝五物湯方】

黄耆三兩 桂枝三兩 芍藥三兩 生薑六兩 大棗十二枚

右五味，以水六升，煮取二升。温服七合，日三服。

男子平人，脈大為勞，極虛亦為勞。

男子面色薄者，主渴及亡血。卒喘悸，脈浮者，裏虛也。

男子脈虛沉弦，無寒熱，短氣裏急，小便不利，面色白，時目瞑兼衄，少腹滿，此為勞使之然。

勞之為病，其脈浮大，手足煩，春夏劇，秋冬差，陰寒精自出，痠削不能行。

男子脈浮弱濇，為無子，精氣清冷。

失精家，少陰脈弦急，陰頭寒，目眩，髮落。脈極虛芤遲者，為清穀、亡血、失精；脈得諸芤動微緊者，男子則失精，女子則夢交。桂枝龍骨牡蠣湯主之。天雄散亦主之。

【桂枝龍骨牡蠣湯方】

桂枝三兩　芍藥三兩　甘草二兩（炙）　生薑三兩　大棗十二枚　龍骨三兩　牡蠣三兩

右七味，以水七升，煮取三升，去滓，分溫三服。

【天雄散方】

天雄三兩（炮）　白朮八兩　桂枝六兩　龍骨三兩

右四味，杵為散，酒服半錢匕，日三服。不知稍增，以知為度。

男子平人，脈虛弱細微者，喜盜汗也。

人年五六十，其脈大者，病痹挾背行；若腸鳴，馬刀挾癭者，皆為勞得之也。其脈小沉遲者，病脫氣，疾行則喘渴；手足逆寒者，亦勞之為病也。

虛勞，裏急，悸，衄，腹中痛，夢失精，四肢痠疼，手足煩熱，咽乾口燥者，小建中湯主之。

【小建中湯方】

桂枝三兩 芍藥六兩 甘草二兩（切） 生薑三兩（切） 大棗十二枚（擘） 膠飴一升

右六味，以水七升，先煮五味，取三升，去滓，内飴，更上微火消解，温服一升，日三服。

虛勞，裏急，諸不足者，黄耆建中湯主之。

【黄耆建中湯方】

即小建中湯内加黄耆一兩半。煎服法同。

氣短胸滿者，加生薑一兩；腹滿者，去大棗，加茯苓一兩半；大便秘結者，去大棗，加枳實一兩半；肺氣虛損者，加半夏三兩。

虛勞，腰痛，少腹拘急，小便不利者，腎氣丸主之。

【腎氣丸方】

地黄八兩 薯蕷四兩 山茱萸四兩 澤瀉三兩 牡丹皮三兩 茯苓三兩 桂枝一兩 附子一枚（炮）

右八味，搗篩，煉蜜和丸，如梧桐子大，酒下十五丸，漸加至二十五丸，日再服。不能飲者，白飲下之。

虛勞，虛煩不得眠，酸棗仁湯主之。

【酸棗仁湯方】

酸棗仁二升　甘草一兩　知母二兩　茯苓二兩　芎藭一兩

右五味，以水八升，煮酸棗仁得六升，内諸藥，煮取三升，去滓，温服一升，日三服。

五勞，虛極羸瘦，腹滿不能飲食，食傷，憂傷，飲傷，房室傷，飢傷，勞傷，經絡榮衛氣傷，内有乾血，肌膚甲錯，兩目黯黑，緩中補虛，大黄䗪蟲丸主之。

【大黄䗪蟲丸方】

大黄十兩　黄芩二兩　甘草三兩　桃仁一升　杏仁一升　芍藥四兩　地黄十兩　乾漆一兩　虻蟲一升　水蛭百枚　蠐螬一升　䗪蟲半升

右十二味，末之，煉蜜和丸，如小豆大，酒飲服五丸，日三服。

女勞，膀胱急，少腹滿，身盡黄，額上黑，足下熱，其腹脹如水狀，大便溏而黑，腹滿者難治。消石礬石散主之。

【消石礬石散方】

消石（熬黄）　礬石（燒）各等分

右二味，為散，大麥粥汁和服方寸匕，日三服。大便黑，小便黄，是其候也。

辨欬嗽水飲黃汗歷節病脈證幷治

師曰：欬嗽發於肺，不專屬於肺病也，五藏六府感受客邪皆能致欬。所以然者，邪氣上逆，必干於肺，肺為氣動，發聲為欬。欲知其源，必察脈息。為子條記，傳與後賢。

肺欬，脈短而濇。假令浮短而濇，知受風邪；緊短而濇，知受寒邪；數短而濇，知受熱邪；急短而濇，知受燥邪；濡短而濇，知受溼邪。此肺欬之因也。其狀則喘息有音，甚則唾血。

心欬，脈大而散。假令浮大而散，知受風邪；緊大而散，知受寒邪；數大而散，知受熱邪；急大而散，知受燥邪；濡大而散，知受溼邪。此心欬之因也。其狀則心痛，喉中介介如梗，甚則咽腫喉痹。

肝欬，脈弦而濇。假令弦浮而濇，知受風邪；弦緊而濇，知受寒邪；弦數而濇，知受熱邪；弦急而濇，知受燥邪；弦濡而濇，知受溼邪。此肝欬之因也。其狀則兩脇下痛，甚則不可以轉，轉則兩胠下滿。

脾欬，脈濡而濇。假令浮濡而濇，知受風邪；沉濡而濇，知受寒邪；數濡而濇，知受熱邪；急濡而濇，知受燥邪；遲濡而濇，知受溼邪。此脾欬之因也。其狀則右肋下痛，隱隱引背，甚則不可以動，動則欬劇。

腎欬，脈沉而濡。假令沉弦而濡，知受風邪；沉緊而濡，知受寒邪；沉數而濡，知受熱邪；沉急而濡，知受燥邪；沉滯而濡，知受溼邪。此腎欬之因也。其狀則肩背相引而痛，甚則欬涎。

肺欬不已，則流於大腸，脈與肺同，其狀則欬而遺矢也。

心欬不已，則流於小腸，脈與心同，其狀則欬而失氣，氣與欬俱失也。

肝欬不已，則流於膽，脈與肝同，其狀則嘔苦汁也。

脾欬不已，則流於胃，脈與脾同，其狀則嘔，嘔甚則長蟲出也。

腎欬不已，則流於膀胱，脈與腎同，其狀則欬而遺溺也。

久欬不已，則移於三焦，脈隨證易，其狀則欬而腹滿，不欲食飲也。

欬而有飲者，欬不得卧，卧則氣急，此為實；欬不能言，言則氣短，此為虛。欬病多端，治各異法。謹守其道，庶可萬全。

欬家其脈弦者，此為有水，十棗湯主之。

【十棗湯方】

芫花（熬） 甘遂 大戟

右三味，各等分，別擣為篩，以水一升半，先煮大棗肥者十枚，取八合，去滓，内藥末，强人服一錢匕，羸人服半錢匕，温服之。平旦服。若下少，病不除者，明日更服，加半錢，得快下利後，糜粥自養。

欬而氣逆，喉中作水雞聲者，射干麻黃湯主之。

【射干麻黃湯方】

射干三兩 麻黃三兩 半夏半升 五味子半升 生薑四兩 細辛三兩 大棗七枚

右七味，以水一斗二升，先煮麻黃，去上沫，内諸藥，煮取三升，分温三服。

欬逆上氣，時唾濁痰，但坐不得眠者，皂莢丸主之。

【皂莢丸方】

皂莢八兩（刮去皮，酥炙）

右一味，末之，蜜丸如梧桐子大，以棗膏和湯，服三丸，日三服，夜一服。

欬而脈浮者，厚朴麻黃湯主之。

【厚朴麻黃湯方】

厚朴五兩 麻黃四兩 石膏如雞子大 杏仁半升 半夏半升 五味子半升

右六味，以水一斗，先煮麻黃，去沫，内諸藥，煮取三升，去滓，分温三服。

欬而脈沉者，澤漆湯主之。

【澤漆湯方】

半夏半升　紫參五兩　澤漆三升　生薑五兩　人參三兩　甘草三兩（炙）

右六味，以東流水五斗，先煮澤漆，取一斗五升，内諸藥，煮取五升，温服五合，日夜服盡。

欬而上氣，咽喉不利，脈數者，麥門冬湯主之。

【麥門冬湯方】

麥門冬七升　半夏一升　人參二兩　甘草二兩（炙）　粳米三合　大棗十二枚

右六味，以水一斗二升，煮取六升，去滓，温服一升，日三服，夜三服。

欬逆倚息，不得卧，脈浮弦者，小青龍湯主之。

【小青龍湯方】

麻黃三兩　芍藥三兩　細辛三兩　桂枝三兩　乾薑三兩　甘草三兩（炙）　五味子半升　半夏半升

右八味，以水一斗，先煮麻黃，減二升，去上沫，内諸藥，煮取三升，去滓，分温三服。

欬而胸滿，振寒脈數，咽乾不渴，時出濁唾腥臭，久久吐膿，如米粥者，此為肺癰，桔梗湯主之。

【桔梗湯方】

桔梗一兩　甘草二兩

右二味，以水三升，煮取一升，去滓，温分再服。

欬而氣喘，目如脫狀，脈浮大者，此為肺脹，越婢加半夏湯主之。小青龍加石膏湯亦主之。

【越婢加半夏湯方】

麻黄六兩　石膏半斤　甘草二兩　生薑三兩　大棗十五枚　半夏半升

右六味，以水六升，先煮麻黄，去上沫，内諸藥，煮取三升，分温三服。

【小青龍加石膏湯方】

即小青龍湯加石膏二兩。

欬而氣逆，喘鳴迫塞，胸滿而脹，一身面目浮腫，鼻出清涕，不聞香臭，此為肺脹，葶藶大棗瀉肺湯主之。

【葶藶大棗瀉肺湯方】

葶藶（熬令黄色，搗丸如弹子大）大棗十二枚

右二味，以水三升，先煮大棗，取二升，去棗，内葶藶，煮取一升，頓服。

似欬非欬，唾多涎沫，其人不渴，此為肺冷，甘草乾薑湯主之。

【甘草乾薑湯方】

甘草四兩（炙） 乾薑二兩（炮）

右二味，以水三升，煮取一升五合，去滓，分温再服。

欬而唾涎沫不止，咽燥，口渴，其脈浮細而數者，此為肺痿，炙甘草湯主之。

【炙甘草湯方】

甘草四兩（炙） 生薑三兩（切） 人參二兩 地黄半斤 桂枝三兩 麥門冬半升 阿膠二兩 麻仁半升 大棗十二枚

右九味，以清酒七升，先煮八味，取三升，去滓，内膠烊消盡，温服一升，日三服。

問曰：飲病奈何？師曰：飲病有四，曰痰飲，曰懸飲，曰溢飲，曰支飲。其人素盛今瘦，水走腸間，瀝瀝有聲，為痰飲；水流脇下，欬唾引痛，為懸飲；水歸四肢，當汗不汗，身體疼重，為溢飲；水停膈下，欬逆倚息，短氣不得卧，其形如腫，為支飲。

水在心，則心下堅築，短氣，惡水不欲飲；水在肺，必吐涎沫，欲飲水；水在脾，則少氣身重；水在肝，則脇下支滿，噎則脇痛；水在腎，則心下悸。

心下有留飲，其人必背寒冷如掌大，欬則肋下痛引缺盆。

胸中有留飲，其人必短氣而渴，四肢歷節痛。

夫平人，食少飲多，水停心下，久久成病。甚者則悸，微者短氣。脈雙弦者寒也，脈偏弦者飲也。

夫短氣，有微飲者，當從小便去之。

病者脈伏，其人欲自利，利反快，雖利，心下續堅滿，此為留飲，甘遂半夏湯主之。

【甘遂半夏湯方】

甘遂大者三枚　半夏十二枚　芍藥五枚　甘草如指大一枚（炙）

右四味，以水二升，煮取半升，去滓，以蜜半升和藥汁，煎取八合，頓服。

心下有痰飲，胸脇支滿，目眩，脈沉弦者，茯苓桂枝白朮甘草湯主之。

【茯苓桂枝白朮甘草湯方】

茯苓四兩　桂枝三兩　白朮二兩　甘草二兩（炙）

右四味，以水六升，煮取三升，去滓，分溫三服。

懸飲內痛，脈沉而弦者，十棗湯主之。

病溢飲者，當發其汗，大青龍湯主之。小青龍湯亦主之。

【大青龍湯方】

麻黃六兩（去節）桂枝二兩（去皮）甘草二兩（炙）杏仁四十枚（去皮尖）生薑三兩（切）大棗十二枚（擘）石膏如雞子大（碎）

右七味，以水九升，先煮麻黃，減二升，去上沫，内諸藥，煮取三升，去滓，温服一升。取微似汗。

膈間支飲，其人喘滿，心下痞堅，面色黧黑，其脈沉緊，得之數十日，醫吐下之不愈者，木防己湯主之；不差，木防己去石膏加茯苓芒消湯主之。

【木防己湯方】

木防己三兩　石膏雞子大十二枚　桂枝二兩　人參四兩

右四味，以水六升，煮取二升，去滓，分温再服。

【木防己去石膏加茯苓芒消湯方】

木防己二兩　桂枝二兩　茯苓四兩　人參四兩　芒消三合

右五味，以水六升，煮取二升，去滓，内芒消，再微煎，分温再服，微利則愈。

心下有支飲，其人苦冒眩，澤瀉湯主之。

【澤瀉湯方】

澤瀉五兩　白术二兩

右二味，以水二升，煮取一升，分温再服。

支飲，胸滿者，厚朴大黄湯主之。

【厚朴大黄湯方】

厚朴八兩 大黄四兩

右二味，以水五升，煮取二升，去滓，温服一升，不差再服。

支飲，不得息，葶藶大棗瀉肺湯主之。

支飲，口不渴，作嘔者，或吐水者，小半夏湯主之。

【小半夏湯方】

半夏一升 生薑半斤

右二味，以水七升，煮取一升半，去滓，分温再服。

腹滿，口舌乾燥，腸間有水氣者，防己椒目葶藶大黄丸主之。

【防己椒目葶藶大黄丸方】

防己 椒目 葶藶 大黄各一兩

右四味，擣篩，煉蜜為丸，如梧桐子大，先食，飲服一丸，日三服，不知稍增。

膈間有水氣，嘔吐眩悸者，小半夏加茯苓湯主之。

【小半夏加茯苓湯方】

半夏一升 生薑半斤 茯苓四兩

右三味，以水七升，煮取二升，分温再服。

病人臍下悸，吐涎沫而頭眩者，此有水也，五苓散主之。

【五苓散方】

豬苓十八銖（去皮） 澤瀉一兩六銖 白术十八銖 茯苓十八銖 桂枝半兩

右五味，擣為散，以白飲和方寸匕，日三服，多飲煖水，汗出愈，如法將息。

師曰：病有風水，有皮水，有正水，有石水，有黃汗。

風水，其脈自浮，其證骨節疼痛，惡風。皮水，其脈亦浮，其證胕腫，按之没指，不惡風，腹如鼓，不渴，當發其汗。正水，其脈沉遲，其證為喘。石水，其脈自沉，其證腹滿不喘，當利其小便。黃汗，其脈沉遲，其證發熱，胸滿，四肢頭面腫，久不愈，必致癰膿。

脈浮而洪，浮則為風，洪則為氣。風氣相搏，風强則為癮疹，身體為痒，痒者為泄風，久為痂癩；氣强則為水，難以俯仰，身體洪腫，汗出乃愈。惡風則虚，此為風水；不惡風者，小便通利，上焦有寒，其口多涎，此為黃汗。

寸口脈沉滑者，中有水氣，面目腫大，有熱，名曰風水。其人之目窠上微腫，如蠶新卧起狀，其頸脈動，時時欬，按其手足上，陷而不起者，亦曰風水。

太陽病，脈浮而緊，法當骨節疼痛，今反不痛，體重而痠，其人不渴，此為風水，汗出即愈；惡寒者，此為極虛，發汗得之。渴而不惡寒者，此為皮水。身腫而冷，狀如周痹，胸中窒，不能食，反聚痛，躁不得眠，此為黄汗。痛在骨節，欬而喘，不渴者，此為正水，其狀如腫，發汗則愈。然諸病此者，若渴而下利、小便數者，皆不可發汗，但當利其小便。

心水為病，其身重而少氣，不得卧，煩躁，陰腫。

肝水為病，其腹大，不能自轉側，脇下痛，津液微生，小便續通。

肺水為病，其身腫，小便難，時時鴨溏。

脾水為病，其腹大，四肢苦重，津液不生，但苦少氣，小便難。

腎水為病，其腹大，臍腫，腰痛，不得溺，陰下溼如牛鼻上汗，其足逆冷，面反瘦。

諸有水者，腰以下腫，當利小便；腰以上腫，當發汗乃愈。

寸口脈沉而遲，沉則為水，遲則為寒。寒水相搏，脾氣衰則鶩溏，胃氣衰則身腫，名曰水分。

少陽脈卑，少陰脈細，男子則小便不利，婦人則經水不利，名曰血分。

婦人經水，前斷後病水者，名曰血分，此病難治；先病水，後經水斷，名曰水分，此病易治，水去則經自下也。

寸口脈沉而數，數則為出，沉則為入，出為陽實，入為陰結；趺陽脈微而弦，微則無胃氣，弦則不得息。少陰脈沉而滑，沉則在裏，滑則為實，沉滑相搏，血結胞門，其瘕不瀉，經絡不通，名曰血分。

問曰：病者苦水，面目身體皆腫，四肢亦腫，小便不利，脈之，不言水，反言胸中痛，氣上衝咽，狀如炙肉，當微欬喘，審如師言，其脈何類？師曰：寸口脈沉而緊，沉為水，緊為寒，沉緊相搏，結在關元。始時尚微，年盛不覺。陽衰之後，榮衛相干，陽損陰盛，結寒微動，腎氣上衝，咽喉塞噎，脇下急痛，醫以為留飲而大下之，沉緊不去，其病不除；復重吐之，胃家虛煩，咽燥欲飲水，小便不利，水穀不化，面目手足浮腫；又與葶藶下水，當時如小差，食飲過度，腫復如前，胸脇苦痛，象若奔豚，其水揚溢，則欬喘逆。當先攻其衝氣令止，乃治其欬，欬止，喘自差。先治新病，水當在後。

水之為病，其脈沉小者，屬少陰，為石水；沉遲者，屬少陰，為正水；浮而惡風者，為風水，屬太陽；浮而不惡風者，為皮水，屬太陽。虛腫者，屬氣分，發其汗即已。脈沉者，麻黃附子甘草湯主之；脈浮者，麻黃加朮湯主之。

【麻黄附子甘草湯方】

麻黄二兩 附子一枚（炮，去皮，破八片） 甘草二兩（炙）

右三味，以水七升，先煮麻黄一二沸，去上沫，内諸藥，煮取三升，去滓，温服一升，日三服。

【麻黄加术湯方】

麻黄三兩（去節） 桂枝二兩（去皮） 甘草一兩（炙） 白术四兩 杏仁七十箇（去皮尖）

右五味，以水九升，先煮麻黄，減二升，去上沫，内諸藥，煮取二升半，去滓，温服八合，覆取微汗，不得汗再服，得汗停後服。

風水，脈浮身重，汗出惡風者，防己黄耆湯主之。

【防己黄耆湯方】

防己一兩 甘草半兩（炙） 白术十八銖 黄耆一兩

右四味，剉如麻豆大，每抄五錢匕，生薑一分切，大棗一枚擘，水一升半，煮八分，去滓，温服。

風水，惡風，一身悉腫，脈浮不渴，續自汗出，無大熱者，越婢湯主之。

【越婢湯方】

麻黄六兩 石膏半斤 甘草二兩 生薑三兩 大棗十五枚

右五味，以水六升，先煮麻黄，去上沫，内諸藥，煮取三升，分温三服。

皮水，四肢腫，水氣在皮膚中，四肢聶聶動者，防己茯苓湯主之。

【防己茯苓湯方】

防己三兩　黃耆三兩　桂枝三兩　茯苓六兩　甘草二兩（炙）

右五味，以水六升，煮取三升，分温三服。

裏水，一身面目黃腫，其脈沉，小便不利，甘草麻黃湯主之。越婢加术湯亦主之。

【甘草麻黃湯方】

甘草二兩　麻黃四兩

右二味，以水五升，先煮麻黃，去上沫，内甘草，煮取三升，去滓，温服一升，覆令汗出，不汗再服。

【越婢加术湯方】

即越婢湯加白术四兩。

問曰：黃汗之為病，身體腫若重，汗出而發熱、口渴，狀如風水，汗沾衣，色正黃如檗汁，脈自沉，從何得之？師曰：以汗出入水中浴，水從汗孔入得之，宜黃耆芍藥桂枝湯。

【黃耆芍藥桂枝湯方】

黃耆五兩　芍藥三兩　桂枝三兩

右三味，以苦酒一升，水七升，相合，煮取三升，去滓，温服一升，當心煩，服至六七日乃解。若心煩不止者，以苦酒阻故也，以美酒醯易之。

黄汗之病，兩脛自冷。假令發熱，此屬歷節。食已汗出，暮盜汗，此榮氣熱也。若汗出已，反發熱者，久久身必甲錯；若發熱不止者，久久必生惡瘡；若身重，汗出已輒輕者，久久身必瞤，瞤即胸痛。又從腰以上汗出，以下無汗，腰髖弛痛，如有物在皮中狀，劇則不能食，身疼重，煩躁，小便不利，此為黄汗，桂枝加黄耆湯主之。

【桂枝加黄耆湯方】

桂枝三兩 芍藥三兩 甘草二兩（炙） 生薑三兩（切） 大棗十二枚 黄耆二兩

右六味，以水八升，煮取三升，去滓，温服一升，日三服。

寸口脈沉而弱，沉即主骨，弱即主筋，沉即為腎，弱即為肝，汗出入水中，如水傷心，歷節痛，黄汗出，故曰歷節。

味酸則傷筋，筋傷則緩，名曰泄；鹹則傷骨，骨傷則痿，名曰枯。枯泄相搏，名曰斷泄。榮氣不通，衛不獨行，榮衛俱微，三焦無御，四屬斷絶，身體羸瘦，獨足腫大，黄汗出，兩脛熱，便為歷節。

少陰脈浮而弱，弱則血不足，浮則為風，風血相搏，即疼痛如掣。

肥盛之人，脈濇小，短氣，自汗出，歷節疼，不可屈伸，此皆飲酒汗出當風所致也。

諸肢節疼痛，身體羸瘦，腳腫如脫，頭眩短氣，溫溫欲吐者，桂枝芍藥知母甘草湯主之。

【桂枝芍藥知母甘草湯方】

桂枝三兩　芍藥三兩　知母二兩　甘草二兩

右四味，以水六升，煮取三升，去滓，溫服一升，日三服。

病歷節，疼痛不可屈伸，脈沉弱者，烏頭麻黃黃耆芍藥甘草湯主之。

【烏頭麻黃黃耆芍藥甘草湯方】

烏頭五枚（切）　麻黃三兩　黃耆三兩　芍藥三兩　甘草三兩

右五味，先以蜜二升煮烏頭，取一升，去滓，別以水三升煮四味，取一升，去滓，內蜜再煮一二沸，服七合，不知盡服之。

病歷節，疼痛，兩足腫，大小便不利，脈沉緊者，甘草麻黃湯主之；脈沉而細數者，越婢加朮湯主之。

師曰：寸口脈遲而濇，遲則為寒，濇為血不足；趺陽脈微而遲，微則為氣，遲則為寒。胃氣不足，則手足逆冷；榮衛不利，則腹滿脇鳴相逐，氣轉膀胱，榮衛俱勞。陽氣不通即身冷，陰氣不通即骨疼。陽前通則惡寒，陰前通則痹不仁。陰陽相得，其氣乃行。大氣一轉，寒氣乃散。實則失氣，虚則遺溺，名曰氣分。氣分，心下堅，大如盤，邊如旋杯，桂枝甘草麻黄生薑大棗細辛附子湯主之。

【桂枝甘草麻黄生薑大棗細辛附子湯方】

桂枝三兩 甘草二兩（炙） 麻黄二兩 生薑三兩（切） 大棗十二枚 細辛三兩 附子一枚（炮）

右七味，以水七升，先煮麻黄，去沫，内諸藥，煮取三升，分温三服，汗出即愈。

水飲，心下堅，大如盤，邊如旋杯，枳實白术湯主之。

【枳實白术湯方】

枳實七枚 白术二兩

右二味，以水五升，煮取三升，去滓，分温三服。

小便不利，其人有水氣，若渴者，栝樓瞿麥薯蕷丸主之。

【栝樓瞿麥薯蕷丸方】

栝樓根二兩 瞿麥一兩 薯蕷三兩 附子一枚（炮） 茯苓三兩

右五味，末之，煉蜜為丸，如梧子大，飲服二丸，日三服，不知可增至七八丸，以小便利，腹中温為知。

小便不利，其人有水氣在血分者，滑石亂髮白魚散主之。茯苓白术戎鹽湯亦主之。

【滑石亂髮白魚散方】

滑石一斤　亂髮一斤（燒）　白魚一斤

右三味，杵為散，飲服方寸匕，日三服。

【茯苓白术戎鹽湯方】

茯苓半斤　白术二兩　戎鹽（彈丸大）二枚

右三味，先以水一斗，煮二味，取三升，去滓，内戎鹽，更上微火一二沸化之，分温三服。

辨瘀血吐血下血瘡癰病脈證并治

病人胸滿、脣痿、舌青、口燥，但欲漱水，不欲嚥，無寒熱，脈微大來遲，腹不滿，其人言我滿，此為有瘀血。

病人如有熱狀，煩滿，口乾燥而渴，其脈反無熱，此為陰伏，是瘀血也，當下之，宜下瘀血湯。

【下瘀血湯方】

大黃三兩 桃仁二十枚 䗪蟲二十枚（去足）

右三味，末之，煉蜜和丸，以酒一升，水一升，煮取八合，頓服之，血下如豚肝愈。

膈間停留瘀血，若吐血，色黑者，桔梗湯主之。

【桔梗湯方】

桔梗一兩 甘草二兩

右二味，以水三升，煮取一升，去滓，温分再服。

吐血不止者，柏葉湯主之。黄土湯亦主之。

【柏葉湯方】

柏葉三兩　乾薑三兩　艾葉三把

右三味，以水五升，取馬通汁一升，合煮，取一升，分温再服。

【黄土湯方】

竈中黄土半斤　甘草三兩　地黄三兩　白术三兩　附子三兩（炮）　阿膠三兩　黄芩三兩

右七味，以水八升，煮取三升，分温三服。

心氣不足，吐血，若衄血者，瀉心湯主之。

【瀉心湯方】

大黄二兩　黄連一兩

右二味，以水三升，煮取一升，去滓，頓服之。

下血，先便而後血者，此遠血也，黄土湯主之。

下血，先血而後便者，此近血也，赤豆當歸散主之。

【赤豆當歸散方】

赤小豆三升（浸令芽出，曝乾）　當歸十兩

右二味，杵為散，漿水和服方寸匕，日三服。

師曰：病人面無色，無寒熱，脈沉弦者，必衄血；脈浮而弱，按之則絕者，必下血；煩欬者，必吐血。

從春至夏衄血者，屬太陽也；從秋至冬衄血者，屬陽明也。

尺脈浮，目睛暈黃者，衄未止也；黃去睛慧了者，知衄已止。

問曰：寸口脈微浮而濇，法當亡血，若汗出，設不汗出者云何？師曰：若身有瘡，被刀斧所傷，亡血故也，此名金瘡。無膿者，王不留行散主之；有膿者，排膿散主之，排膿湯亦主之。

【王不留行散方】

王不留行十分（燒） 蒴藋細葉十分（燒） 桑根白皮十分（燒） 甘草十八分 黃芩二分 蜀椒三分（去目） 厚朴二分 乾薑二分 芍藥二分

右九味，為散，飲服方寸匕。小瘡即粉之，大瘡但服之，產後亦可服。

【排膿散方】

枳實十六枚 芍藥六分 桔梗二分

右三味，杵為散，取雞子黃一枚，以藥散與雞黃相等，揉和令相得，飲和服之，日一服。

【排膿湯方】

甘草二兩 桔梗三兩 生薑一兩 大棗十枚

右四味，以水三升，煮取一升，温服五合，日再服。

浸淫瘡，從口流向四肢者，可治；從四肢流來入口者，不可治。

浸淫瘡，黄連粉主之。

【黄連粉方】

黄連十分 甘草十分

右二味，擣為末，飲服方寸匕，並粉其瘡上。

諸脈浮數，法當發熱，而反洒淅惡寒，若有痛處，當發其癰。

師曰：諸癰腫者，欲知有膿無膿，以手掩腫上，熱者，為有膿；不熱者，為無膿也。

腸癰之為病，其身甲錯，腹皮急，按之濡，如腫狀，腹無積聚，身無熱，脈數，此為腸内有癰也，薏苡附子敗醬散主之。

【薏苡附子敗醬散方】

薏苡十分 附子二分 敗醬五分

右三味，杵為末，取方寸匕，以水二升，煮減半，去滓，頓服，小便當下血。

少腹腫痞，按之即痛如淋，小便自調，時時發熱，自汗出，復惡寒，此為腸外有癰也。其脈沉緊者，膿未成也，下之當有血；脈洪數者，膿已成也，可下之，大黃牡丹湯主之。

【大黃牡丹湯方】

大黃四兩 牡丹一兩 桃仁五十箇 冬瓜子半升 芒消三合

右五味，以水六升，煮取一升，去滓，頓服之。有膿者當下膿，無膿者當下血。

辨胸痹病脈證并治

師曰：夫脈當取太過不及，陽微陰弦，即胸痹而痛。所以然者，責其極虛也。今陽虛，知在上焦，胸痹而痛者，以其陰弦故也。

平人無寒熱，胸痹，短氣不足以息者，實也。

胸痹，喘息、欬唾，胸背痛，寸脈沉遲，關上小緊數者，栝樓薤白白酒湯主之。

【栝樓薤白白酒湯方】

栝樓實一枚（搗） 薤白半斤 白酒七升

右三味，同煮，取二升，分温再服。

胸痹，不得卧，心痛徹背者，栝樓薤白半夏湯主之。

【栝樓薤白半夏湯方】

栝樓實一枚（搗） 薤白三兩 半夏半升 白酒一斗

右四味，同煮，取四升，去滓，温服一升，日三服。

胸痹，心中痞，留氣結在胸，胸滿，脇下逆搶心者，枳實薤白桂枝厚朴栝樓湯主之，桂枝人參湯亦主之。

【枳實薤白桂枝厚朴栝樓湯方】

枳實四枚　薤白半斤　桂枝一兩　厚朴四兩　栝樓一枚（搗）

右五味，以水五升，先煮枳實、厚朴取二升，去滓，内諸藥，煮數沸，分温三服。

【桂枝人參湯方】

桂枝四兩　甘草四兩　白术三兩　人參三兩　乾薑三兩

右五味，以水九升，先煮四味，取五升，内桂枝，更煮取三升，去滓，温服一升，日再服，夜一服。

胸痺，胸中氣塞，或短氣者，此胸中有水氣也，茯苓杏仁甘草湯主之。橘皮枳實生薑湯亦主之。

【茯苓杏仁甘草湯方】

茯苓二兩　杏仁五十箇　甘草一兩（炙）

右三味，以水一斗，煮取五升，去滓，温服一升，日三服，不差更服。

【橘皮枳實生薑湯方】

橘皮一斤　枳實三兩　生薑半斤

右三味，以水五升，煮取二升，去滓，分温再服。

胸痺，時緩時急者，薏苡附子散主之。

【薏苡附子散方】

薏苡仁十五兩　大附子十枚（炮）

右二味，杵為散，白飲服方寸匕，日三服。

胸痹，心中懸痛者，桂枝生薑枳實湯主之。

【桂枝生薑枳實湯方】

桂枝五兩　生薑三兩　枳實五枚

右三味，以水六升，煮取三升，去滓，分温三服。

胸痹，胸痛徹背，背痛徹胸者，烏頭赤石脂丸主之。

【烏頭赤石脂丸方】

烏頭一兩　蜀椒一兩　附子半兩　乾薑一兩　赤石脂一兩

右五味，末之，蜜為丸，如梧子大，先食，服一丸，日三服。不知稍增，以知為度。

胸痹，其人常欲蹈其胸上，先未苦時，但欲飲熱者，旋覆花湯主之。

【旋覆花湯方】

旋覆花三兩　葱十四莖　新絳少許

右三味，以水三升，煮取一升，頓服。

胸痹，心下悸者，責其有痰也，半夏麻黃丸主之。

【半夏麻黃丸方】

半夏 麻黃各等分

右二味，末之，煉蜜和丸，如小豆大，飲服三丸，日三服。

胸痹，心下痛，或有惡血積冷者，九痛丸主之。（依桂本補。）

【九痛丸方】

附子三兩 狼毒四兩 巴豆一兩（去皮心，熬，研如脂） 人參一兩 乾薑一兩 吳茱萸一兩

右六味，末之，蜜丸如梧桐子大，酒下，强人初服三丸，日三服，弱者二丸。兼治卒中惡，腹脹痛，口不能言。又治連年積冷，流注心胸痛，冷氣上衝。落馬、墜車、血疾等，皆主之。忌口如常法。

辨婦人各病脈證并治

師曰：婦人得平脈，陰脈小弱，其人嘔，不能食，無寒熱，此為妊娠，桂枝湯主之。於法六十日當有此證。設有醫治逆者，卻一月加吐下者，則絶之。

【桂枝湯方】

桂枝三兩（去皮）　芍藥三兩　甘草二兩（炙）　生薑三兩（切）　大棗十二枚（擘）

右五味，㕮咀，以水七升，微火煮取三升，去滓。適寒温，服一升。服已須臾，歠熱稀粥一升餘，以助藥力。温覆令一時許，徧身漐漐似有汗出者益佳，不可令如水流漓，病必不除。

婦人宿有癥病，經斷未及三月，而得漏下不止，胎動在臍上者，此為癥痼害。妊娠六月動者，前三月經水利時，胎也。下血者，後斷三月衃也。所以血不止者，其癥不去故也，當下其癥，桂枝茯苓丸主之。

【桂枝茯苓丸方】

桂枝　茯苓　牡丹　桃仁　芍藥各等分

右五味，末之，煉蜜為丸，如兔屎大，每日食前服一丸，不知可漸加至三丸。

婦人懷孕六七月，脈弦，發熱，其胎愈脹，腹痛，惡寒，少腹如扇。所以然者，子藏開故也，當以附子湯温之。

【附子湯方】

附子二枚（炮，去皮，破八片） 茯苓三兩 人參二兩 白术四兩 芍藥三兩

右五味，以水八升，煮取三升，去滓，温服一升，日三服。

師曰：婦人有漏下者，有半産後續，下血都不絶者。假令妊娠，腹中痛者，此為胞阻，膠艾湯主之。

【膠艾湯方】

地黄六兩 芎藭二兩 阿膠二兩 艾葉三兩 當歸三兩 芍藥四兩 甘草二兩

右七味，以水五升，清酒三升，煮六味，取三升，去滓，内膠烊消，温服一升，日三服。

婦人懷妊，腹中㽲痛，當歸芍藥散主之。

【當歸芍藥散方】

當歸三兩 芍藥一斤 茯苓四兩 白术四兩 澤瀉半斤 芎藭三兩

右六味，杵為散，取方寸匕，温酒和，日三服。

妊娠，嘔吐不止，乾薑人參半夏丸主之。

【乾薑人參半夏丸方】

乾薑一兩 人參一兩 半夏二兩

右三味，末之，以生薑汁糊為丸，如梧子大，每服飲下五丸，日三服。

妊娠，小便難，飲食如故，當歸貝母苦參丸主之。

【當歸貝母苦參丸方】

當歸四兩 貝母四兩 苦參四兩

右三味，末之，煉蜜為丸，如小豆大，飲服三丸，日三服。

妊娠，有水氣，小便不利，洒淅惡寒，起即頭眩，葵子茯苓散主之。

【葵子茯苓散方】

葵子一斤 茯苓三兩

右二味，杵為散，飲服方寸匕，日三服，小便利則愈。

婦人妊娠，身無他病，宜常服當歸散，則臨産不難，産後亦免生他病。

【當歸散方】

當歸一斤 黄芩一斤 芍藥一斤 芎藭一斤 白术半斤

右五味，杵為散，酒服方寸匕，日再服。

妊娠，身有寒溼，或腹痛，或心煩、心痛，不能飲食，其胎躍躍動者，宜養之，白术散主之。

【白术散方】

白术　芎藭　蜀椒（去目，汗）牡蠣各等分

右四味，杵為散，酒服一錢匕，日三服，夜一服。

婦人懷身七月，腹滿不得小便，從腰以下如有水狀，此太陰當養不養，心氣實也，宜瀉勞宫、關元，小便利則愈。

問曰：新產婦人有三病，一者病痓，二者鬱冒，三者大便難，何謂也？師曰：新產血虛，多汗出，喜中風，故令病痓；亡血，復汗，寒多，故令鬱冒；亡津液，胃燥，故大便難。

產婦鬱冒，其脈微弱，嘔不能食，大便反堅，但頭汗出。所以然者，血虛而厥，厥則必冒，冒家欲解，必大汗出，以血虛下厥，孤陽上出，故頭汗出。所以產婦喜汗出者，亡陰血虛，陽氣獨盛，故當汗出，陰陽乃復。大便堅，嘔不能食者，小柴胡湯主之。

【小柴胡湯方】

柴胡半斤　黄芩三兩　人參三兩　半夏半升（洗）　甘草三兩（炙）　生薑三兩（切）　大棗十二枚（擘）

右七味，以水一斗二升，煮取六升，去滓，再煎取三升，温服一升，日三服。

鬱冒病解，能食，七八日更發熱者，此為胃實，大承氣湯主之。

【大承氣湯方】

大黄四兩（酒洗）　厚朴半斤（炙，去皮）　枳實五枚（炙）　芒消三合

右四味，以水一斗，先煮二物，取五升，去滓，内大黄，更煮取二升，去滓，内芒消，更上微火一兩沸，分温再服，得下餘勿服。

産後腹中㽲痛，若虚寒不足者，當歸生薑羊肉湯主之。

【當歸生薑羊肉湯方】

當歸三兩　生薑五兩　羊肉一斤

右三味，以水八升，煮取三升，温服七合，日三服。

産後腹痛，煩滿不得卧，不可下也，宜枳實芍藥散和之。

【枳實芍藥散方】

枳實 芍藥等分

右二味，杵為散，服方寸匕，日三服，麥粥下之。

師曰：產後腹痛，法當以枳實芍藥散。假令不愈，必腹中有瘀血著臍下也，下瘀血湯主之。

【下瘀血湯方】

大黃三兩 桃仁二十枚 䗪蟲二十枚（去足）

右三味，末之，煉蜜和丸，以酒一升，水一升，煮取八合，頓服之，下血如豚肝愈。

產後七八日，無太陽證，少腹堅痛，此惡露不盡也。若不大便，煩躁發熱，脈微實者，宜和之；若日晡所煩躁，食則讝語，至夜即愈者，大承氣湯主之。

產後中風，數十日不解，頭痛，惡寒，發熱，心下滿，乾嘔，續自微汗出，小柴胡湯主之。

產後中風，發熱，面赤，頭痛而喘，脈弦數者，竹葉湯主之。

【竹葉湯方】

竹葉一把 葛根三兩 桔梗一兩 人參一兩 甘草一兩 生薑五兩 大棗十五枚

右七味，以水八升，煮取三升，去滓，溫服一升，日三服。

產後煩亂，嘔逆，無外證者，此乳中虛也，竹皮大丸主之。

【竹皮大丸方】

竹茹二分　石膏二分　桂枝一分　甘草七分　白薇一分

右五味，末之，棗肉和丸，如彈子大，飲服一丸，日三服，夜二服。有熱者倍白薇。

產後下利，脈虛極者，白頭翁加甘草阿膠湯主之。

【白頭翁加甘草阿膠湯方】

白頭翁二兩　甘草二兩　阿膠二兩　黄連三兩　黄檗三兩　秦皮三兩

右六味，以水七升，煮取二升半，去滓，内膠烊消，分温三服。

婦人咽中如有炙臠者，半夏厚朴茯苓生薑湯主之。

【半夏厚朴茯苓生薑湯方】

半夏一升　厚朴三兩　茯苓四兩　生薑五兩

右四味，以水一斗，煮取四升，去滓，温服一升，日三服，夜一服。痛者，加桔梗一兩。

婦人藏燥，悲傷欲哭，數欠伸，象如神靈所作者，甘草小麥大棗湯主之。

【甘草小麥大棗湯方】

甘草三兩　小麥一升　大棗十枚（擘）

右三味，以水六升，煮取三升，去滓，分温三服。

婦人吐涎沫，醫反下之，心下即痞，當先治其涎沫，後治其痞。治吐涎沫，宜桔梗甘草茯苓澤瀉湯；治痞，宜瀉心湯。

【桔梗甘草茯苓澤瀉湯方】

桔梗三兩　甘草二兩　茯苓三兩　澤瀉二兩

右四味，以水五升，煮取三升，去滓，温服一升，日三服。

【瀉心湯方】

大黄二兩　黄連一兩

右二味，以水三升，煮取一升，去滓，頓服之。

婦人之病，因虚積，冷結，為諸經水斷絶，血結胞門。或繞臍疼痛，狀如寒疝；或痛在關元，肌若魚鱗；或陰中掣痛，少腹惡寒；或引腰脊，或下氣街，此皆帶下。萬病一言，察其寒熱虚實緊弦，行其鍼藥，各探其源。子當辨記，勿謂不然。

問曰：婦人年五十，所病下血，數十日不止，暮即發熱，少腹裏急，腹滿，手掌煩熱，脣口乾燥，何也？師曰：此病屬帶下，何以知之？曾經半産，瘀血在少腹不去，故脣口乾燥也，温經湯主之。

【温經湯方】

吳茱萸三兩　當歸二兩　芎藭二兩　芍藥二兩　人參二兩　桂枝二兩　阿膠二兩　牡丹皮二兩　甘草二兩　生薑二兩

右十味，以水一斗，煮取三升，去滓，日三服，每服一升，温飲之。

經水不利，少腹滿痛，或一月再經者，王瓜根散主之。陰腫者，亦主之。

【王瓜根散方】

王瓜根三分　芍藥三分　桂枝三分　䗪蟲三枚

右四味，杵為散，酒服方寸匕，日三服。

婦人半產，若漏下者，旋覆花湯主之，黃耆當歸湯亦主之。

【旋覆花湯方】

旋覆花三兩　葱十四莖　新絳少許

右三味，以水三升，煮取一升，頓服。

【黃耆當歸湯方】

黃耆二兩半　當歸半兩

右二味，以水五升，煮取三升，去滓，温服一升，日三服。

婦人陷經漏下，色黑如塊者，膠薑湯主之。

【膠薑湯方】

阿膠三兩 地黃六兩 芎藭二兩 生薑三兩 當歸三兩 芍藥三兩 甘草二兩

右七味，以水五升，清酒三升，先煮六味，取三升，去滓，內膠烊消，溫服一升，日三服。

婦人少腹滿如敦狀，小便微難而不渴，或經後產後者，此為水與血俱結在血室也，大黃甘遂阿膠湯主之。

【大黃甘遂阿膠湯方】

大黃四兩 甘遂二兩 阿膠三兩

右三味，以水三升，煮取一升，頓服之。

婦人時腹痛，經水時行時止，止而復行者，抵當湯主之。

【抵當湯方】

水蛭三十箇（熬）虻蟲三十箇（去翅足，熬）桃仁二十箇（去皮尖）大黃三兩

右四味，以水五升，煮取三升。去滓，溫服一升，不下更服。

婦人經水閉，藏堅癖，下白物不止，此中有乾血也，礬石丸主之。

【礬石丸方】

礬石三分（燒）　杏仁一分

右二味，末之，煉蜜為丸，棗核大，內藏中，劇者再內之。

婦人六十二種風證，腹中氣血如刺痛者，紅藍花酒主之。

【紅藍花酒方】

紅藍花一兩

右一味，以酒一斗，煎減半，去滓，分温再服。

婦人腹中諸病，痛者，當歸芍藥散主之，小建中湯亦主之。

【小建中湯方】

桂枝三兩　芍藥六兩　甘草二兩（切）　生薑三兩（切）　大棗十二枚（擘）　膠飴一升

右六味，以水七升，先煮五味，取三升，去滓，內飴，更上微火消解，温服一升，日三服。

問曰：婦人病，飲食如故，煩熱不得卧，而反倚息者，何也？師曰：此名轉胞，不得溺也，以胞系了戾，故致此病，但利小便則愈，腎氣丸主之。

【腎氣丸方】

地黄八兩　薯蕷四兩　山茱萸四兩　澤瀉三兩　牡丹皮三兩　茯苓三兩　桂枝一兩　附子一枚（炮）

右八味，搗篩，煉蜜和丸，如梧桐子大，酒下十五丸，漸加至二十五丸，日再服。不能飲者，白飲下之。

婦人陰寒，蛇牀子散主之。

【蛇牀子散方】

蛇牀子一兩

右一味，末之，以白粉少許，和合相得，如棗大，綿裹内陰中，自温。

少陰脈滑而數者，陰中瘡也，蝕爛者，狼牙湯主之。

【狼牙湯方】

狼牙三兩

右一味，以水四升，煮取半升，去滓，以綿纏筯如繭大，浸湯瀝陰中洗之，日四徧。

胃氣下泄，陰吹而喧，如矢氣者，此穀道實也，豬膏髮煎主之。

【豬膏髮煎方】

豬膏半斤 亂髮（如雞子大）三枚

右二味，和膏煎之，髮消藥成，分再服，病從小便出。

後記

白雲閣藏本《傷寒雜病論》單行本終于正式出版與大家見面了！作爲一名中醫人，此時此刻，心潮澎湃，激情萬分！

20世紀80年代，我還是河南中醫學院的一名中醫大學生的時候，就來到南陽醫聖祠，與參加全國第二次張仲景學説研討會的領導和專家及張仲景國醫大學的學生們一起祭拜了我們中醫人心中共同的『神』——醫聖張仲景。轉眼近30年了，但是，醫聖張仲景的博學和奉獻精神，米伯讓、劉渡舟、趙清理、胡熙明等老一輩專家的音容笑貌，仿佛就在眼前，成爲我記憶永恒，鐫刻心田，激勵着、鞭策着我追尋踐行中醫夢！

新世紀伊始，中醫藥發展迎來了有史以來最和煦的春風，中醫艷陽天來了！我有幸拜在中和醫派孫光榮老教授門下，成爲中和醫派的一員，成爲國家中醫藥管理局全國名老中醫藥專家孫光榮傳承工作室的負責人。孫老嚴格要求我們『熟讀經典，嚴做臨床，多拜名師，要做真中醫人，幹真中醫事，爲真中醫發展貢獻畢生力量！』我們遵師教誨，熟讀《傷寒雜病論》，版本比較後，首選白雲閣藏本。此後深感『白雲閣藏本《傷寒雜病論》』的學術推廣急待拓展，我就開始舉辦『白雲閣藏本《傷寒雜病論》』高級研修班，擬定在每年農曆正月十八日醫聖張仲景誕辰紀念日舉行，共計5次（5年），已在2013年正月十八日在南陽舉行了第一次。在2013年7月下旬在呼和浩特舉行了第二次，此次是在内蒙古呼和浩特楊劍峰之邀并大力贊助，在内蒙古有關衛生領導部門和學會的支持下開展的。我們全國名老中醫藥專家孫光榮傳承工作室專門點校印制『白雲閣藏本《傷寒雜病論》』，作爲内部學習資料，供大家學習參考。而本書，就是在此基礎上，諸多專家共同進行點校、編撰而成，一方面是給『第十一届南陽張仲景醫藥科技文化節暨首届醫聖仲景南陽論壇』獻禮，最關鍵的是另一方面，讓大家盡可能熟悉醫聖張仲景的『白雲閣藏本《傷寒雜病論》』，知曉醫聖張仲景著作的原貌，了解《傷寒雜病論》的有機整體性，是不可分割爲《傷寒》和《金匱要略》的！

因此，專家在時間短、任務重、工作急、事務多的繁忙之中擠時間編寫，爲中醫發展嘔心瀝血！讓歷史記住他們的貢獻和名字（見編委會名單）！在中原出版傳媒集團有關方面和編輯出版人的努力下，本書才得以與大家正式見面！這是『白雲閣藏本《傷寒雜病論》』單行本首次由出版社正式面世！可喜可賀！

本書的編撰是以南陽醫聖祠鎮館之寶——『白雲閣藏本《傷寒雜病論》木刻版』版本爲底本，參閲桂林古本、湘本，以及流行的《傷寒論》、《金匱要略》各版本。在編寫方式上，爲了便于閲讀，『方隨文行』，有論有方時，就盡量附方，盡量避免前後找方之不便，這樣，本書實際上成爲了一本白雲閣藏本《傷寒雜病論》方便讀本。期間就會有一些地方與學術規範不盡吻合，請各位專家切勿動怒，給予海涵。畢竟我們是一家之言，非成熟之作，但我們的願望是好的，那就是怎麽方便閲讀怎麽來，一切爲推行中醫學術爲目的！讓大家更多地了解醫聖張仲景《傷寒雜病論》的有機整體學術精髓！

本書編排方式使用竪排繁體，是期望給廣大讀者一種理念，要讀中醫書就讀經典，讀古書，要體味傳統文化，要感悟中醫思想，才能學到真正的中醫，才能用中醫的思維和方法，解决人類健康的難題！這純粹是一厢情願的『烏托邦』，希望大家能喜歡！

本書在『第十一届南陽張仲景醫藥科技文化節暨首届醫聖仲景南陽論壇』召開之際出版問世，就要預祝第十一届南陽張仲景醫藥科技文化節圓滿成功！熱烈祝賀首届醫聖仲景南陽論壇開壇并預祝論壇取得豐碩成果，永載史册！

最後，仍用我師傅孫光榮老教授的二句話來結尾：美麗中國有中醫！中醫萬歲！

京畿豫醫：楊建宇

2013年金秋於北京寓所明醫中和齋